아무도 아프지 않는 세상

아무도 아프지 않는 세상

····· 엔젤줄기세포가 답하다 ·····

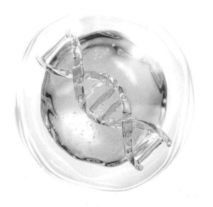

라
정
찬   지
음

쌤앤
파커스

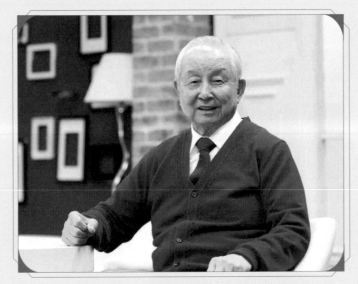

라정찬 박사는 지난 20년간 어떻게 하면 질병으로 어려움을 겪고 있는 사람들을 치료할 수 있을까 기도하며 연구해왔습니다. 하나님께서 줄기세포의 비밀을 알게 하셨고, 이를 통해 주변의 난치병 환자를 비롯한 많은 사람에게 큰 도움을 주었습니다. 국내에서도 줄기세포 치료의 길이 열리는 계기가 되길 기대합니다.

- 극동방송 이사장 김장환

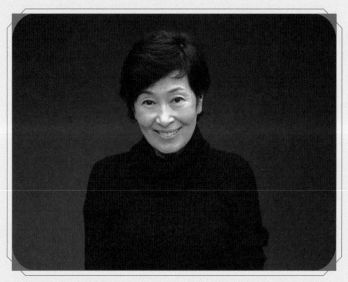

나이가 들면 주름이 늘고 탄력은 없어지고, '뭐 그런 거지…' 하다가도, '조금만 더 시간을 주신다면 이제 깨달아지는 연기를 더 잘할 수 있을 텐데…' 그럴 때가 있습니다. '조금만 더 연장해볼 수는 없을까'라고 말입니다. 라 박사님도 같은 고민을 하셨을 것 같습니다.

이 책을 통해 인간 고유의 한계와 혼돈이 근본적으로 극복될 수도 있다는 사실을 알게 되었습니다. 예술이 신이 우리에게 주신 선물이라면, 줄기세포는 인류가 이룬 성취입니다. 이 책에는 그에 대한 감사와 성취의 이야기들이 담겨 있습니다. 라 박사님의 노력과 연구로, 어쩔 수 없이 받아들여야 했던 질병으로부터 자유롭게 되고, 노화 또한 늦춰지기를 기대합니다. 연구는 계속될 테니까요.

– 배우 김혜자

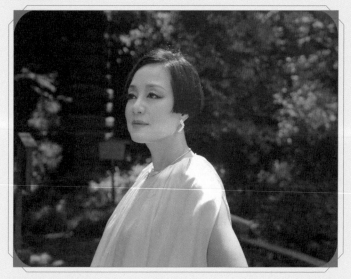

우리는 살아가며 저마다의 아픔과 싸우는 시간을 겪습니다. 이 책은 그러한 고통의 순간에 놓인 이들에게 한 줄기 빛을 선사합니다. 진솔한 사례들은 난임이나 암과 같은 문제의 치료를 넘어, 인간이 다시 희망을 품고 꿈을 꾸게 되는 기적의 여정을 담고 있습니다. 배우로서 무대 위에서 다양한 감정을 표현해왔던 제가 이 책을 읽으며 깨달은 건 우리의 삶 역시 무대라는 점입니다. 때론 그 무대가 고통으로 가득 차 보일지라도, 우리는 결국 치유와 회복이라는 대본을 완성해갈 수 있다는 믿음을 가져야 합니다.

이 책은 생명과학과 의학의 발전이 단지 연구실에 머무르지 않고 사람들의 삶 속에서 진정한 변화를 만들어낼 수 있음을 증명하고 있습니다. 엔젤줄기세포라는 꿈같은 기술이 수많은 이들에게 용기와 치유를 전해줄 수 있다는 사실을 말이죠. 모두가 더는 아프지 않은 세상에서 함께할 날을 염원하며, 이 책이 독자들의 가슴에 위로와 희망을 심어줄 것이라 확신합니다.

– 배우 장미희

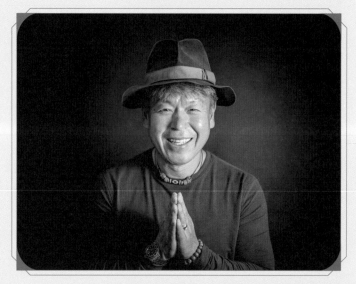

네팔에 19번째 휴먼스쿨을 개교했습니다. 히말라야 에베레스트의 관문인 네팔은 제게 의미가 깊은 나라입니다. 성공과 실패, 좌절의 순간들을 계곡처럼 새겨서 제 산악 인생을 그 어떤 누구의 인생보다도 입체적으로 만들어주었습니다.

이 나라에 100개의 학교를 지어도 제가 받은 것을 모두 돌려주지 못할 것입니다. 그런데 저는 또 그만큼이나 라정찬 박사님과 줄기세포에도 큰 빚을 졌습니다. 안나푸르나 등반 중 골절사고로 힘을 잃은 다리를 거짓말처럼 회복시켜준 은인입니다. 제가 여전히 산을 오를 수 있는 것도, 네팔 어린이들의 미래를 위해 학교를 지을 수 있는 것도 그 덕분입니다.

건강은 마치 등산과 같습니다. 산처럼 육신도 우리에게 언제 어떤 시련을 내릴지 모르니까요. 하지만 핵심은 산에 지지 않는 게 아니라 나 자신에게 지지 않는 것입니다. 나와의 투쟁을 포기하는 순간 정상은 자리를 허락하지 않습니다.

라정찬 박사님의 줄기세포는 내게서 유래한 줄기세포로 건강을 쟁취한다는 점에서 등산과 닮았습니다. 이 책은 우리가 언제든 건강이라는 인생의 꼭대기에 오를 수 있다는 확신을 인류에 전하는 책입니다. 가능한 한 많은 사람이 읽어봤으면 좋겠습니다.

– 산악인 엄홍길

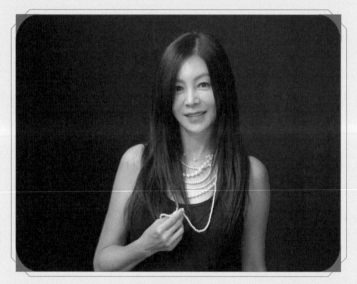

이 책을 읽으면서 "나이가 들었다고 늙는 것이 아니라 성장을 포기할 때 늙는다."는 말에 크게 공감했습니다. 우리는 흔히 '늙어서, 체력이 떨어져서, 이제는 그럴 때가 아니어서, 주책이어서' 우리 몸을 쇠약함만 남은 노년으로 밀어 넣습니다. 하지만 존엄한 삶을 위해 우리는 몸의 성장을 포기하면 안 됩니다. 운동하고, 관계하고, 관리하며 평생의 성장을 떠받치는 건강의 뿌리를 잘 돌봐야 합니다.

그런 차원에서 엔젤줄기세포는 건강의 뿌리를 바로 세우는 혁신이자 축복입니다. 누구든 나이 들거나 병들어도 젊음의 아름다움과 활력을 잃지 않게 해줍니다. 인류가 꿈꾸던 기적 같은 일이 도래했을지 모릅니다. 이 책에는 현실이 더 영화 같다는 말이 떠오르는 사례가 펼쳐집니다. 책을 다 읽고 나면 분명 병과 노화에 대한 두려움을 물리치게 될 것입니다. 삶의 스크린은 여전히 당신을 위해 빛나고 있습니다. 그러니 자신만의 새로운 장면을 계속해서 만들어나가세요.

– 배우 황신혜

차례

통증 없는 몸:
지긋지긋한 통증에서 자유로워지다

모세처럼 아프지 않고
젊게 사는 삶을 그려봅니다

이 세상에 사는 우리 모두에게 매일 똑같이, 새로운 시간이 하나님의 은혜로 주어집니다. 이 세상에 사는 동안 여러 가지 소원이 있지만 아프지 않고 살기를 바라는 소원을 가진 사람이 참으로 많습니다.

"나는 아파요! 너무 아파요!"라고 호소하는 분들을 많이 만납니다. 몸 여기저기가 아픈 사람들은 극심한 통증을 오롯이 혼자 감내합니다. 힘들고 외로운 싸움이지요. 그렇다면 통증이 없다고 아프지 않은 걸까요? 한센병이나 우울증 환자는 통증을 느끼지 않습니다. 오히려 통증이 없어서 문제가 되죠. 즉, 통증이 없다고 해서 아프지 않은 것도 아닙니다. 정리해

보면 '아프다'는 것은 통증pain과 고통suffering을 모두 내포합니다. '아무도 아프지 않는 세상'이란 신체적·정신적 통증만이 아니라 만성적인 질환이나 정신적 고통이 없는 세상을 말하지요.

이쯤에서 재밌는 이야기를 하나 해보겠습니다. 모세가 광야로 나간 이야기를 아시지요? 모세는 자신이 이집트 왕자가 아니라 이스라엘인임을 깨닫고, 동족이 학대당하는 것을 목격합니다. 어느 날 한 이집트인이 이스라엘인을 때리는 것을 보고 분노한 모세는 그 이집트인을 살인하고 광야로 도망쳐 양치기로 40년 동안 살아갑니다. 그곳에서 그는 하나님의 부르심을 받고, 이스라엘 백성들을 이집트에서 해방하라는 사명을 받습니다.

모세가 홍해를 건널 때가 80세쯤으로 추정됩니다. 그는 이스라엘 백성들을 이끌고 40년간 광야 생활을 한 끝에 가나안 땅을 눈앞에 두고 느보산에서 눈을 감습니다. 모세가 무려 120세일 때입니다. 13세기경의 평균 수명은 30~40세 정도로 추정됩니다.

"모세가 죽을 때 나이 120세였으나 그의 눈이 흐리지 아니하였고 기력이 쇠하지 아니하였더라."(신명기34:7)

120세에도 해발 800~900m의 느보산을 걸어서 올랐던 모세처럼 우리 이웃들이 아프지 않고 건강하게 사는 세상을 그려봅니다. 아무도 아프지 않게 되는 세상이 오기를 기도하며, 줄기세포를 연구하는 사람으로서, 창조주께서 예비하신 생명의 선물인 우리 몸속 줄기세포를 체험하고 아프지 않은 세상을 살게 된 분들을 통해 가능성을 확인하고 있습니다.

줄기세포 연구개발과 실용화에 힘쓰고 있는 바이오스타 줄기세포기술연구원 동료들에게 감사드립니다. 또한 국내외 줄기세포 체험자들께 감사드립니다.

어떠한 순간에서도 불쌍한 인생을 사랑하셔서 한량없는 은혜와 지혜를 부어주시는 여호와 하나님께 영광을 올려드립니다.

2025년 정초에
팔복

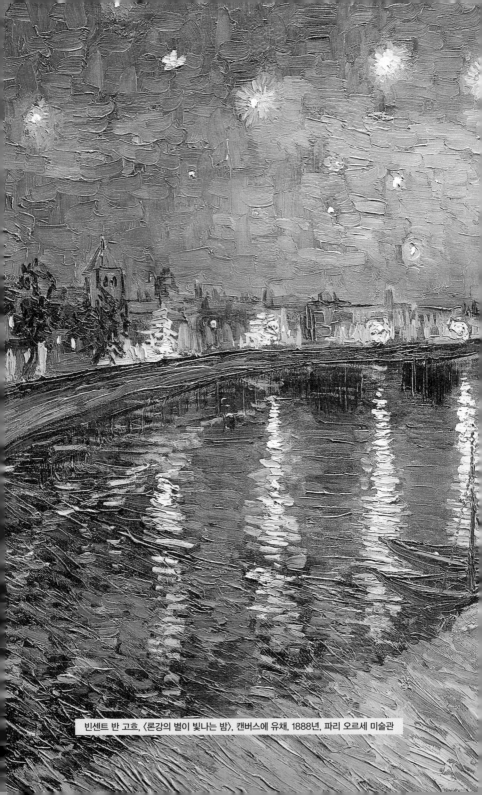

빈센트 반 고흐, 〈론강의 별이 빛나는 밤〉, 캔버스에 유채, 1888년, 파리 오르세 미술관

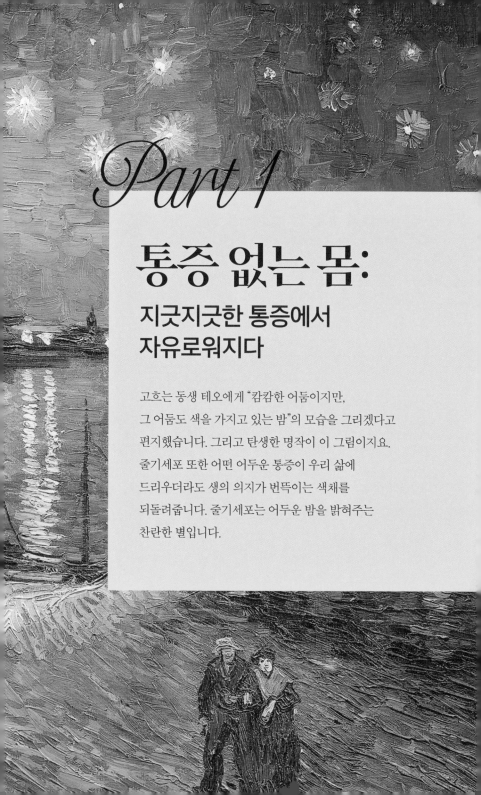

Part 1

통증 없는 몸:

지긋지긋한 통증에서
자유로워지다

고흐는 동생 테오에게 "캄캄한 어둠이지만,
그 어둠도 색을 가지고 있는 밤"의 모습을 그리겠다고
편지했습니다. 그리고 탄생한 명작이 이 그림이지요.
줄기세포 또한 어떤 어두운 통증이 우리 삶에
드리우더라도 생의 의지가 번뜩이는 색채를
되돌려줍니다. 줄기세포는 어두운 밤을 밝혀주는
찬란한 별입니다.

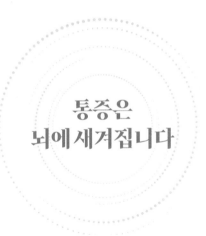

통증은
뇌에 새겨집니다

많은 이들이 증상과 질병을 많이 혼동합니다. 그런데 이 둘에는 큰 차이가 있어요. 증상은 질병으로 인해 나타나는 '현상'을 말합니다. 반면 질병은 실질적인 '손상'에서 옵니다. 다시 말해 증상은 현상을 말하는 것이고 질병은 손상을 말하는 것입니다. 이 둘의 차이를 잘 이해해야 하지요.

통증은 손상에서 오는
질병이다

통증은 급성 통증과 만성 통증으로 나눌 수가 있습니다. 우리가 다치거나 상처를 입으면 바로 통증이 느껴지는데, 이것은 급성 통증입니다. 상처를 입으면 뇌로 신호가 가고 뇌가 통증을 감지해서 반응합니다. 통증이라는 것은 내 몸을 보호하기 위한 신경의 보호 작용이라고 할 수 있어요. 원인만 치료되면 바로 그 증상은 없어집니다.

그런데 만성 통증은 달라요. 만성 통증은 다른 말로 지속 통증이라고도 합니다. 지속 통증, 그러니까 만성 통증의 특징은 통증이 생긴 원인이 없어져도 계속 아프다는 겁니다. 예를 들어 퇴행성관절염으로 무릎이 아팠고 이미 치료가 됐다고 해보지요. 그런데 10년간 무릎 퇴행성관절염을 앓은 사람이라면 장기간 지속된 고통 때문에 뇌도 손상돼 있어요. 즉 질병 상태가 돼 있는 거죠. 그래서 무릎이 치료됐는데도 계속 아픈 겁니다.

질병의 고통으로 뇌세포가 손상된 것이므로, 이는 질병입니다. 이걸 'Brain pain'이라고도 표현합니다. 즉, 고통이 뇌에 새겨졌다는 뜻이에요. PET-CT 같은 걸 찍으면 뇌에 고통을 느끼는 부위가 실제로 나타납니다. 그러니 손상된 뇌를 치료해서 뇌를 정상화해야 통증도 없어질 수가 있어요. 질병이 치료됨으로써 증상이 없어지는 거죠. 이미 의학적으로 증명된 이야기입니다.

브레인 리버스 에이징,
손상된 뇌를 치유하고 젊어지다

어렸을 때는 신체뿐 아니라 뇌도 젊고 건강합니다. 뇌에 각인된 고통도 거의 없고 손상도 별로 없습니다. 그러다 나이가 들며 여기저기 아프기 시작하면서 질병에 의한 고통이 뇌에 각인되고 그것이 고착화되면서 뇌세포가 손상됩니다. 이것이 만성 통증이 되는 것이고요.

만성 통증 치료의 가장 중요한 원칙은 그렇게 손상된 세포를 정상화하는 것입니다. 그런데 신경교세포 혹은 신경세포 등의 뇌세포를 현재로선 약물로 치료하기 어렵습니다. 그런데 자가줄기세포로는 치료할 수 있습니다. 자기 몸에 있는 줄기세포를 활용해 치료하는 것입니다. 줄기세포가 뿜어내는 수백 가지의 성장인자가 뇌에 영향을 미쳐 정상화를 이끕니다.

호메오스타시스homeostasis가 실현됩니다. 이는 생체가 여러 가지 환경 변화에 대응하여 생명 현상이 제대로 일어날 수 있도록 일정한 상태를 유지하는 성질, 그런 현상입니다. 다시 말해 뇌가 항상성을 유지하도록 해주는 겁니다. '뇌가 젊어진 다', '역으로 돌아간다'라는 뜻으로 볼 수도 있는데, 영어로 리버스 에이징Reverse Aging이라고 합니다. 손상된 뇌가 건강해지고, 비정상을 정상으로 되돌리는 힘이 줄기세포에 있습니다.

과학적으로 살펴보면 이렇습니다. 나이가 들수록 아세틸콜린 생합성과 성장 및 신경영양인자(BDNF 및 신경성장인자 포함) 분비가 함께 감소합니다. 이러한 변화는 신경 생성을 억제하고 해마의 수축을 가속화합니다. 이는 해마가 담당하는 학습 및 기억 능력, 행동 및 기능에 부정적 영향을 주죠. 이외에 콜린성 뉴런 손실의 정도는 인지적 결손의 심각성과 밀접하게 연관되어 있습니다. 신체 활동 또한 아세틸콜린 수치 감소에 영향을 받습니다. 아세틸콜린 수용체 돌연변이는 운동 뉴런 변성을 초래하기 때문입니다.

바로 이것이 뇌의 노화인데요. 이 과정은 알츠하이머병이나 파킨슨병과 같은 신경 퇴행성 질환으로 이어질 수 있습니다. 최근 연구에 따르면 중간엽줄기세포, 특히 인간 지방조직에서 유래한 중간엽줄기세포는 이러한 뇌의 노화를 역전시킬 수 있는 것으로 나타났습니다.

다수의 연구를 통해 중간엽줄기세포는 신경 생성을 촉진

하고, 신경세포의 분화를 촉진해(NGF, VEGF, FGF2) 항염증 작용(IL-2, TGF-β)에 도움을 주는 성분을 분비하고 신경을 보호해준다는 사실이 밝혀졌습니다. 또한 뇌 속 유해한 단백질의 축적을 줄여주고, 유해 물질 제거를 촉진합니다. 이러한 작용을 통해 뇌의 신경 연결을 강화하고, 신경세포들이 서로 잘 소통할 수 있도록 해주죠.

이런 원리를 통해서 우리 몸에서 계속 건강한 새로운 세포가 생겨나고, 뇌세포도 재생됩니다. 줄기세포가 세포의 재생을 도움으로써 손상된 뇌세포가 정상화되는 겁니다. 그 덕분에 뇌가 건강해지고 인지기능도 향상됩니다.

무엇보다 지방조직에서 유래한 줄기세포는 다른 줄기세포보다 접근하기가 쉽습니다. 또한 중간엽줄기세포 치료의 경우, 심각한 부작용이 보고되지 않았습니다. 중간엽줄기세포를 통한 치료는 특정 질환의 치료뿐 아니라 노화된 개인의 전반적인 뇌 건강과 인지기능의 향상에도 탁월한 효과를 보입니다. 그 활용 가능성이 활짝 열려 있다는 말이지요.

뇌세포를 재생함으로써
고통을 덜어주는 근본 치료제

화가였던 존 컬리슨은 류머티즘관절염으로 고통받고 있었습니다. 통증이 너무 심해서 마약성 진통제를 포함한 수십 알의 약을 먹으며 지내야 했고, 결국 그림도 포기했죠. 그런 그가 줄기세포 치료를 받은 후 그 많던 약을 다 끊을 수 있었어요. 방송에 나와서 자기 어렸을 때 했던 놀이를 할 수 있다며 신이 나서 이야기하더군요. 그뿐인가요. 하와이에서 다시 그림을 그리며 일상을 되찾았습니다.

저는 통증에 시달리던 사람들이 바이오스타 엔젤줄기세포를 만나 행복을 되찾는 모습을 무척 많이 봤습니다. 존 컬리슨도 그렇고요. 저와 가까운 분 중에도 줄기세포 치료를 받고 관절염을 극복하신 분, 또 악성 종양 수술 후 고통에서 벗어나신 분, 교통사고 후유증에서 비롯된 고통을 극복하신 분도 있어요. 지속되는 통증 때문에 삶이 망가져가던 분들인데 줄기세포 치료 후에는 완전히 건강한 삶을 되찾았지요.

저는 줄기세포 배양 기술이야말로 하나님께서 우리에게 주신 진짜 치료제라고 생각합니다. 진통제가 아닌 고통을 덜어주는 치료제인 거죠. 앞서도 말했지만, 뇌를 정상화시키고, 각인된 고통을 덜어내니까요. 그리고 각 신경의 염증을 치료하고 건강한 세포를 재생해주니 이보다 더 놀라운 치료제는 없는 거죠.

대한통증학회가 2021년에 조사한 바에 따르면 만성 통증 질환자의 42%가 극심한 통증으로 자살 충동을 느낀다고 합니다. 이들 중에서 10%는 실제로 극단적 선택을 시도한 것으로 나타났습니다. 우리나라만 그런 게 아닙니다. 전 세계적으로 통증 때문에 자살을 시도하거나 실제 자살한 사람이 무척 많습니다. 하지만 통증이라는 건 혼자 짊어져야 합니다. 아무도 대신 아파줄 수 없으니까요.

행복 전도사로 유명했던 분이 십수 년 전에 자살하셨습니다. 알고 보니 자가면역질환인 전신 홍반 루푸스를 앓았고, 그 고통이 너무 심해서 결국 견디지 못하셨다고 하더군요. 루푸스뿐 아니라 질병으로 인한 통증과 힘겨움은 안 겪어본 사람은 결코 이해할 수 없습니다. 다른 사람들에게 행복을 권하던 사람이 오죽했으면 스스로 목숨을 끊었겠어요.

지금도 어디선가 홀로 통증과 싸우는 외로운 분들이 있으실 겁니다. 그런 분들이 줄기세포 치료를 하루라도 빨리 접하고, 통증에서 벗어나 하루라도 더 평안한 삶을 살 수 있기를 간절히 바랍니다.

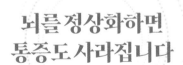

뇌를 정상화하면
통증도 사라집니다

줄기세포 치료는 하나님의 선물이라고 자신 있게 이야기하고 싶습니다. 앞서도 말했지만 통증 때문에 자살한 사람도, 자살하고 싶어 하는 사람도 너무 많은 세상입니다. 그런 사람들을 고통에서 구해서 행복하게 만들 수 있도록 창조주가 이미 예비해두신 겁니다. 줄기세포를 제대로 배양해서 정맥에 맞으면, 사람마다 약간의 차이는 있겠지만 분명 효과가 나타납니다.

통증에 시달리며 불면의 밤을 보냈던 이들이 줄기세포 치료를 받고 통증이 줄어들어 잘 자게 됩니다. 잘 잔다는 게 뭔가요. 그만큼 몸과 뇌가 회복되어 정상이 되었다는 표상이에요. 잠을 잘 자야 더 빨리 치유되고 더 빨리 건강해집니다. 신경, 장기 등이 입은 물리적 손상을 국소 주사로 치료하면서 동시에 정맥 주사를 통해 뇌를 정상화시키는 투트랙 전략을 쓰면 너무도 좋아지죠.

몸과 뇌에 쌓인 독을 배출해야
통증도 줄어든다

줄기세포는 뇌를 치료하면서 불면증, 우울증, 분노조절장애, 약물중독, 마약중독, 알코올사용장애도 치료합니다. 이런 질환들이 모두 뇌 손상에서 비롯되거나 뇌 손상을 가져옵니다. 서로 나쁜 영향을 주고받으며 악순환하는 거죠. 그런데 줄기세포를 맞고 손상된 세포가 회복되면 뇌가 건강해지면서 분노, 약물, 술 등에 의존하려는 욕구가 줄어듭니다. 쉽게 말해 마약 환자에게 줄기세포를 놓으면 마약하고 싶은 생각이 줄어드는 거예요. 앞으로는 줄기세포 치료가 마약이나 중독 치료 쪽으로도 확산할 겁니다.

어찌 보면 현대사회에는 노화가 더 빨리 찾아오는 문화 구조와 생활습관이 만연해 있습니다. 우리 몸은 많이 쓰면 노화합니다. 그리고 재생하는 속도보다 더 빠르게 세포가 파괴되면 그것도 바로 노화입니다. 요즘 사람들은 하루 10시간 가까이 의자에 앉아서 종일 모니터를 들여다보며 일합니다. 쉬는 시간에는 휴대폰을 손에서 놓지 않죠. 식사도 건강하지 않습니다. 패스트푸드나 배달 음식을 많이 먹는데, 운동량은 매우 부족합니다. 회사 생활, 경제적 문제, 아이 교육 등에 시달리며 극심한 경쟁 사회 속에서 스트레스를 받고 있습니다. 노화와 질병이 찾아오기 좋은 최적의 조건입니다.

그뿐인가요. 술, 담배, 각종 약물이 만연해 있다 보니 신체적 노화와 함께 뇌도 많이 손상돼 있습니다. 뇌를 건강하게 잘 써야 하는데 안 좋은 물질에 노출된 데다가 디지털 기기에 의존하다 보니 뇌를 능동적으로 활용하지 않습니다. 뇌는 잘 쓰면 더 건강해지지만 잘못 쓰면 아주 나빠지죠.

이처럼 생활습관이 뇌의 건강과 밀접한 관련이 있어요. 제일 심각한 문제는 뇌 염증입니다. 뇌에 염증이 생기면 염증 산물 때문에 뇌가 망가집니다. 이에 대해서는 앞서 설명했지요. 그럼 뇌 염증을 유발하는 원인은 무엇일까요? 제일 첫 번째가 바로 스트레스입니다. 두 번째가 환경오염이고요. 이런 불순물이 많이 축적되니 현대를 사는 우리들의 뇌는 노화하지 않을 수가 없습니다. 그래서 병도 더 많은 것이죠.

뇌가 깨끗해지려면 안 좋은 물질들이 잘 배출되어서 축적되지 않아야 합니다. 그러려면 스트레스가 없어야 하고 운동을 열심히 해야 해요. 땀을 통해 노폐물이 배출되니까요. 그 다음은 마음에 쌓인 염증을 배출해야 합니다. 짜증, 분노, 울분, 스트레스 대신 기쁨과 감사의 마음으로 충만해야 합니다.

제가 항상 강조하는 게 다른 이들과 긍정적으로 상호작용해야 행복감이 들고 마음의 노폐물이 빠져나간다는 겁니다. 누군가에게 미친 듯이 화를 내고 나면 어떤가요? 속이 후련하기는커녕 자기가 쏟아낸 말과 분노에 자기 자신도 다칩니다. 그래서 마음, 무엇보다 긍정적이고 건강한 마음이 중요한 거예요.

마음의 독이 뇌를 상하게 하므로, 독이 생기지 않게 해야 하고, 독이 생기면 빨리 배출해야 합니다. 담배, 술, 약물 등을 멀리하고, 좋은 음식을 먹어야 해요. 먹는 게 곧 내 몸이 되니까요. 업무 중에도 스트레칭을 자주 해주고, 짬을 내어 걷기 등의 운동을 해주어야 합니다. 공기 좋은 산에 다니면 더 좋지요. 그리고 무엇보다 마음을 평온하게 해야 합니다. 명상이나 기도를 하는 것도 그런 이유에서입니다. 좋은 글을 읽거나 열심히 찬송가를 부르는 것도 좋은 방법입니다.

마음과 뇌 관리에는 기도와 명상만큼 좋은 게 없습니다. 기도 생활을 하면서 마음에 기쁨과 평안이 쌓이면 독이 빠져나갑니다. 살다 보면 갈등 상황도 많고 화가 나는 상황도 생깁니다. 다른 사람이 밉고 화가 날 때는 이렇게 생각하세요. '내가 화를 내면 내 뇌만 손상된다. 그러니 나의 뇌 건강을 위해 화를 내지 말자.' 화를 내봤자 결국 나만 손해를 보는 겁니다. 그러니 상대를 불쌍히 여기는 마음으로 미움도 분노도 빨리 털어버려야 마음이 편안해집니다.

우리 몸은 유기적으로 연결된
하나의 소우주

줄기세포 치료는 우리 몸이 소우주라는 걸 전제로 합니다. 몸에는 모든 게 다 서로 연결된 우주가 펼쳐져 있습니다. 하지만 현대 의학은 이 전체를 고려하지 않고 부분별로 치료하는 시스템을 채택하고 있습니다. 반면 줄기세포는 통합 치료에 가깝습니다. 줄기세포가 혈관을 타고 몸에 들어가서 전신을 돌며 몸의 균형을 맞추고 비정상을 정상으로 만들어줍니다.

제가 줄기세포로 치료를 해보니 어떤 사람은 짧은 기간에도 상태가 눈에 띄게 좋아지고 어떤 사람은 회복에 오랜 시간이 걸립니다. 사람마다 타고난 체질과 몸 상태가 천차만별이기 때문입니다. 자가성체줄기세포는 소우주인 인간의 몸이 정상적으로 운행되도록 하는 데 그야말로 가장 적합한 치료제입니다.

　건강하게 살려면 몸과 마음을 평안하게 하고 균형을 유지
해야 합니다. 또 줄기세포가 정상적으로 잘 작동하도록 해야
합니다. 그런데 인간이 평안하게만 살 수 있나요? 쉽지 않습
니다. 그게 마음처럼 되지 않을뿐더러 불현듯 찾아오는 질병
을 의지로 막을 수도 없지요. 그러니 균형을 유지할 수 있도
록 몸 바깥에서 줄기세포를 배양해서 더 넣어주는 겁니다. 인
간이라는 소우주 하나하나가 자기만의 세상을 잘 유지해갈
수 있으면 좋겠습니다. 아무도 안 아픈 세상을 소망합니다.

재생의학의 새로운 혁신 의약품, 조인트스템

처음 성체줄기세포를 알게 된 건 1998년경이었습니다. 한국에서는 막 줄기세포 연구가 시작되던 시기였지요. 그 당시 과학계에는 불치병을 정복하겠다는 목표를 위해 주로 배아줄기세포를 연구하고 있었습니다.

줄기세포에 대한 이야기는 다들 많이 들으셨겠지만, 그것이 정확히 무엇인지는 잘 모르실 것 같습니다. 간단히 설명하자면 이렇습니다. 우리 몸은 피부를 이루는 세포, 간세포, 뇌세포, 근육세포 등 다양한 모습과 기능을 가진 세포들로 이루어져 있습니다. 이 다양한 세포들은 수정란 단계에서 주변의 환경과 호르몬, 화학물질의 영향으로 여러 종류의 각기 다른 세포로 분화됩니다. 이처럼 엄마 역할을 하는 하나의 세포가 가지를 치듯 다른 세포로 분화된다고 하여 줄기세포라고 부릅니다. 이 세포를 근육에 이식하면 근육세포가 되고 뼈에 이식하면 뼈세포가 되죠.

줄기세포는 아직 분화하지 않은 미성숙 상태의 세포이기에 체외 배양이 가능합니다. 그리고 미분화 상태를 유지하면서 무한으로 분열하고 복제하는 능력이 있습니다. 다시 말해서 분화 능력은 있으나 아직 분화는 일어나지 않은 '미분화된 세포'입니다. 미분화 상태의 줄기세포에 적절한 조건을 맞춰주면 다양한 조직세포로 분화됩니다. 이러한 줄기세포의 분화 능력을 이용해 손상된 조직을 재생하는 치료가 바로 줄기세포 치료입니다.

생명 윤리에서 자유로운
성체줄기세포로 관심을 돌리다

줄기세포는 크게 두 가지로 나뉩니다. 수정란이 처음으로 분열할 때 형성·분화 가능한 배아줄기세포, 성숙한 조직과 기관 속에 들어 있는 성체줄기세포가 그것입니다. 성체줄기세포는 조직이나 장기에 있는 미분화세포입니다. 재생이 가능하며, 그 조직이나 장기의 주된 기능을 하는 세포로 분화하는 능력이 있습니다. 반면 배아줄기세포란 배아의 발생 과정에서 추출한 세포입니다. 모든 조직의 세포로 분화할 수 있는 능력을 지녔으나 아직 분화되지 않은 세포입니다.

배아는 생식세포인 정자와 난자가 결합한 수정란을 의미합니다. 따라서 배아줄기세포를 얻으려면 수정란을 죽여야 합니다. 저는 크리스천으로서 그 방식이 생명 윤리에 문제가 있다고 생각했습니다. 그래서 생명 파괴 논쟁에서 자유로운 성체줄기세포에 관심을 가지게 되었습니다.

그러던 차에 2000년 초, 줄기세포를 연구하고 있는 미국의 여러 연구실을 방문할 일이 있었습니다. 가서 보니 임산부의 양수에서 줄기세포를 뽑아 방광암 환자의 방광 조직을 재생하는 연구를 하고 있더군요. 그걸 보면서 줄기세포 치료가 지닌 가능성이 상당하다는 걸 다시금 확인하게 됐습니다. 그래서 재생의학이라는 것에 눈을 뜨게 되었죠.

그 당시는 성체줄기세포를 연구하는 사람들이 대개 제대혈에 있는 줄기세포를 추출해 백혈병에 쓴다든가, 제대혈에 있는 중간엽줄기세포를 활용해서 다양한 연구를 하고 있었어요. 그때 제 눈에 들어온 것이 바로 '지방유래줄기세포'였습니다. 당시는 지방조직에도 줄기세포가 있다는 게 막 알려지는 시점이었지요. 그래서 '지방조직에서 줄기세포를 추출해 배양하면 되겠구나.' 하는 생각을 했습니다. 초기에는 환자의 지방조직을 뽑아서 줄기세포를 배양하는 연구를 시작했습니다.

줄기세포 치료제로

퇴행성관절염 치료를 확인하다

저는 당시 성체줄기세포를 연구하면서 가장 먼저 이것이 심한 무릎 퇴행성관절염으로 고통받는 환자들에게 도움이 되리라 생각했습니다. 중증의 관절염 환자에게 수술을 통해 인공관절을 이식하는 건 환자들에게 너무 고통스러웠기 때문에 수술 없이 연골을 재생하고 치료하면 좋겠다고 생각했던 거죠. 이러한 아이디어를 건국대학교 수의과대학의 정순욱 교수님과 상의했습니다. 지방유래줄기세포를 활용해 퇴행성관절염에 줄기세포 치료를 시행해보자고 제안드렸지요.

2006년 건국대학교 수의과 정순욱 교수팀과 공동으로 수술 방법이 아닌 주사 방법으로 무릎 퇴행성관절염 자가지방줄기세포 치료제의 개발 프로젝트를 시작했습니다. 그리고 퇴행성관절염을 앓던 개를 대상으로 임상시험을 했지요. 개의 지방에서 줄기세포를 추출한 뒤 배양하고, 이를 다시 주입했더니 연골 재생 등의 효과를 확인할 수 있었습니다. 이후 2007년에 이 치료제 이름을 '조인트스템'으로 명명했습니다.

개에서 재생 효과를 확인했으니 사람에게서도 가능하다 싶었습니다. 조인트스템의 발전 가능성을 확인해보고 싶었습니다. 그래서 서울대학교병원에서 운영하는 보라매병원 정형외과 윤강섭 교수를 찾아갔습니다. 퇴행성관절염을 앓던 개에게 그 개의 줄기세포를 배양해서 다시 주입했더니 치료되었다고 말씀드렸죠. "아니, 손상된 부위에 이식하는 것도 아니고 주사로 치료가 됐다고요?"라며 처음에는 안 믿으시더군요. "윤 부원장님, 이식만이 해결책이 아닙니다. 줄기세포를 배양해서 주사로 주입해도 효과가 있어요."라며 새로운 치료법에 대해 말씀드렸습니다.

그때만 해도 줄기세포는 주사가 아니라 이식하는 방식으로 활용되었지요. 그러니 손상된 부위에 주사하는 것만으로 치료됐다는 사실에 깜짝 놀라신 겁니다. 줄기세포를 배양하여 주사로 주입하는 시스템이 바로 조인트스템입니다. 어쨌든 윤 교수님과 임상 연구 계획을 협의하여 사람에게 임상 1/2상 시험을 시행했습니다.

무릇 퇴행성관절염 환자로부터 치료의 안전성과 용량 유효성을 탐색하고자 2008년 식품의약품안전청에 제1/2상 임상시험 계획을 승인받았습니다. 2009~2011년에 보라매병원에서 용량을 저·중·고 세 차례에 나눠서 내약성 평가를 진행했습니다. 그 결과 1억 셀(1×10^8 cells/3ml)이 안전하면서도 관절강 내에 주사하기에 최적의 세포 수(용량)임을 확인했습니다.

자가줄기세포를 배양해서 주사로 주입한다는 건 정말 놀라운 발상이었지요. 질병 치료는 물론 통증의 해결까지, 기존에 없던 새로운 치료의 혁신적 발걸음을 내디딘 것입니다.

수술이 아니라
주사 치료다!

앞서 살펴봤듯이 조인트스템의 개발 초기에는 주로 무릎 퇴행성관절염 치료를 위주로 연구했습니다. 국내와 미국에서 다수의 임상시험을 진행해 중증 무릎 퇴행성관절염 환자들의 무릎 기능과 통증 개선 그리고 연골 재생 효과까지 확인했지요. 무릎 퇴행성관절염은 노화가 시작되면 발생할 수 있는 퇴행성 질환으로 중증으로 악화되면 관절 기능이 저하될 뿐 아니라 통증으로 보행조차 어려워집니다. 게다가 다리가 아파서 잘 걷지 못하면 운동 부족에 의한 다른 성인병을 발생시켜 최종적으로 삶의 질을 떨어뜨리는 중대한 질병입니다.

상당히 많은 노년층이 이 질환으로 고통받고 있습니다. 더

구나 수명이 점점 길어지는 현대인이라면 퇴행성관절염으로
인한 고통에서 그 누구도 자유로울 수 없으니, 사실 모두가
신경 써야 할 질병입니다.

퇴행성관절염,
수술하지 않고도 나을 수 있다

조인트스템 개발 이전, 퇴행성관절염 환자들은 통증을 일
시적으로 줄여주는 소염진통제와 관절을 부드럽게 해주는 히
알루론산 등의 윤활제를 주로 써왔습니다. 하지만 이는 일시
적으로 증상을 완화할 뿐 병의 진행을 억제하는 치료법은 아
닙니다. 최근 바이오 의약품 기술이 발전하면서 자가 연골세
포 치료제와 동종줄기세포 치료제 등이 상용화되었습니다.
하지만 이는 마취를 동반한 침습적인 수술 등을 통해 결손 연
골의 일부 재건에 활용되고 있을 뿐입니다.

결국 심각한 중증 퇴행성관절염 환자에게는 인공관절 치
환술을 실시해야 한다는 이야기죠. 그런데 고령의 환자일수
록 수술 위험 부담이 크고 수술 후에도 여전히 통증과 부작용
에 시달리는 경우가 많습니다. 그러다 보니 환자들은 가능한
한 수술을 피하거나 늦추려 합니다.

왜 안 그렇겠습니까. 전신마취를 하고 장시간 수술한다는 게 고령의 환자들에겐 상당한 부담일 수밖에 없습니다. 이런 이들에게 수술이 아닌 간단한 국소 주사를 통한 치료법은 그야말로 획기적인 대안이지요. 조인트스템이 '고통과 두려움 없는 치료'라는 새로운 길을 연 것입니다.

이처럼 조인트스템은 알바이오 바이오스타 줄기세포기술 연구원이 2006년 개발에 착수해 2021년 임상 3상을 통해 안전성과 유효성이 확증되기까지 약 15년을 공들인 결과물입니다. 그리고 제형 연구, 품질 및 시설 확립, 비임상 및 임상시험 등을 통해 개발에 성공했습니다. 무릎 퇴행성관절염 환자의 자가지방줄기세포를 배양해 무릎관절에 단 1회 국소 주사 후 3년 이상 지속하는 효과로 통증을 감소시키고 관절 기능을 개선하는, 안전성이 높은 바이오 의약품이 개발된 것입니다.

조인트스템의 개발 원리와
환자에게 도달하기까지의 과정

1970년 알렉산더 프리덴슈타인Alexander Friedenstein은 중간엽 줄기세포가 골수에 존재한다는 것을 처음 밝혀냅니다. 연구가 심화되면서 1999년에는 아놀드 피팅거Arnold Pittinger 등에 의해 골수와 지방조직에 존재하는 중간엽줄기세포는 배아줄기세포처럼 인체를 구성하는 다양한 조직 즉 신경, 골, 연골, 지방, 근육 등으로 분화 가능한 것으로 밝혀졌습니다. 거기서 새로운 줄기세포 치료제로서의 가능성이 확인되었지요.

특히 지방조직에 존재하는 중간엽줄기세포는 골수보다 1,000배 정도 많은 것으로 알려졌습니다. 바이오스타 연구진은 2006년 사람 복부 지방에서 얻은 지방중간엽줄기세포 Adipose mesenchymal stem cells의 분리배양법을 표준화하는 데 성공했습니다. 나아가 성체줄기세포 은행을 구축해 지방줄기세포 상용화의 초석을 마련했지요. 앞서 말한 조인트스템이 그것입니다.

환자의 복부 지방조직을 10cc 정도 채취하여 추출한 순수한 줄기세포를 특허 기술을 활용해 젊고 건강하게 배양한 것이 조인트스템입니다. 배양은 세포의 숫자를 늘리는 과정을 말합니다. 순수 줄기세포를 소량 추출해서 그 숫자를 늘리는 것입니다.

그럼 조인트스템은 어떻게 환자에게 도달할까요? 먼저 환자의 지방조직과 혈액을 지정 병원에서 무균적으로 채취합니다. 그런 후 알바이오의 GMP센터로 입고시켜 중간엽줄기세포의 분리 및 배양 과정을 약 3주에 걸쳐 진행합니다. 배양이 완료된 줄기세포를 회수해 1억 개의 줄기세포를 3ml의 현탁화제인 생리식염수와 안정화제인 자가 혈청의 혼합액에 현탁합니다. '현탁'은 골고루 잘 섞는다는 뜻입니다. 그것을 5ml 멸균주사기에 충전한 후 포장합니다.

품질 시험을 완료하고 제품이 출하되면 냉장 상태로 병원으로 운송하여 환자에게 투여합니다. 환자에게 투여할 때는 18G게이지 주사침을 사용해 초음파 유도하에 환자의 무릎관절강 내에 천천히 국소 주사합니다. 줄기세포의 성장인자가 염증도 치료하고 연골도 재생하고 면역도 조절해서 손상된 부위의 연골세포가 재생하도록 도와줍니다. 세포가 재생되므로 통증도 감소하고 관절 기능도 좋아집니다. 수술하지 않고도 연골이나 관절의 상태가 좋아짐은 물론이고 통증도 치료되는 것이지요.

이처럼 조인트스템은 퇴행성관절염을 치료해 건강한 무릎으로 다시 걸어 다닐 수 있게 하는 획기적인 치료제입니다. 지금까지 연구한 바로는 증상이 심한 환자도 한 번의 주사로 치료되었습니다. 하지만 주사를 맞은 후에도 사람들은 걷고, 뛰고, 운동하는 등 다시 무릎관절을 써야 합니다. 이때 사람에 따라서는 부스터 샷이 필요하기도 합니다. 일종의 보충 주사 같은 것이지요. 보통 보충 주사는 첫 번째 주사를 맞고 나서 2~3년 후에 맞습니다. 물론 그보다 조금 빨리 맞는다고 해도 문제가 될 건 없습니다.

가장 좋은 것은 MRI를 찍어서 살펴보고 의사의 처방에 따라 주사를 맞는 것입니다. 사람마다 맞는 주기는 조금 다를 수 있기 때문이지요. 예를 들어 운동선수라거나 육체노동을 하는 사람, 등산을 좋아하는 분들은 아무래도 무릎을 많이 쓰게 되므로 부스터 샷을 맞는 주기가 조금 당겨질 수 있지요. 어떤 치료제든 모든 건 환자의 상태에 맞춰서 사용하는 것이 가장 좋습니다.

그런데 줄기세포를 연구하면서 환자 본인의 줄기세포라고 할지라도 배양 환경 및 방법에 따라 특성이 크게 차이 난다는 것을 알게 되었습니다. 마치 한 부모에게서 태어난 일란성 쌍둥이가 성장환경에 따라 서로 다른 능력의 인생을 살 듯이 줄기세포 역시 좋은 환경과 방법으로 배양하면 천사의 역할을 하는 줄기세포로서 우리 몸이 늙지 않고 아프지 않도록 작용하죠. 이러한 과학적 연구와 영적 깨달음을 통해 바이오스타 연구진은 젊게 하고 항암 효과를 가지는 엔젤줄기세포를 개발하는 데 성공했습니다.

연골이 재생되고
낡은 관절이 젊어지다

걷기는 사람에게 자연스러운 활동입니다. 특별한 장소도 장비도 기술도 필요하지 않은 가장 간단하고 기본적인 활동이죠. 더불어 건강 유지를 위해 이만큼 중요한 것도 없습니다. 걸으면 전신의 혈액과 신진대사 등의 순환이 원활해집니다. 하루 30분만 걸어도 체중 관리, 스트레스 완화에 효과가 있으며, 심장병, 비만, 당뇨병 등의 위험을 줄일 수 있습니다.

그뿐인가요. 규칙적인 걷기는 지방을 줄이고 근력을 키우는 데 도움이 됩니다. 체중 감량 외에도 뼈의 밀도를 유지하고 골다공증을 예방합니다. 관절에 무리를 주지 않는 선에서 적절하게 걸으면 균형 감각을 개선하는 데도 효과적입니다.

이처럼 걷기는 매우 다양한 이점을 갖고 있지요. 반면 제대로 걷지 못하는 순간, 이 모든 이점이 다 사라지면서 다양한 질병이 찾아오게 됩니다. 무릎 퇴행성관절염 환자들은 일단 걷지를 못하니 혈액순환이 되지 않습니다. 그래서 신체 활동에 제약이 생기고 몸이 약해져 여러 가지 병을 얻습니다. 제대로 걷지 못하면 알츠하이머병도 빨리 찾아옵니다. 무릎 아픈 것만이 문제가 아닌 겁니다. 그러니 걷기는 무엇보다 중요한 건강의 핵심이죠.

퇴행성관절염은
더는 비가역적 질환이 아니다

무릎이 아파 제대로 걸을 수 없는 가장 큰 질환 중 하나가 바로 퇴행성관절염입니다. 지금까지 무릎 퇴행성관절염을 치료하는 방법은 약물이나 수술 치료였어요. 앞서도 말했듯 약물은 대개 진통소염제나 스테로이드, 혹은 연골 윤활제 정도를 활용하는데, 솔직히 다 임시방편이에요. 약물을 복용하거나 주사를 맞을 때는 반짝 효과를 보지만, 관절염이 악화되는 걸 막을 수는 없습니다. 그래서 무릎 퇴행성관절염을 학술적으로는 비가역적 질병이라 하지요.

비가역적이라는 건 나빠진 걸 되돌릴 수 없다는 뜻입니다. 되돌릴 수 없는 질환은 비가역적 질환이라고 하는데, 대표적인 비가역적 질환이 바로 무릎 퇴행성관절염이었어요. 그래서 통증이 너무 심하거나 생활이 힘들 정도가 되면 무릎 수술을 합니다. 그런데 제가 조인트스템을 연구하면서 완전히 혁신적인 변화가 일어났죠. 수술하지 않고도 퇴행성관절염을 치료할 수 있게 됐으니까요.

이처럼 조인트스템 개발이 성공함으로써 비가역적 질환이라고 생각했던 무릎 퇴행성관절염이 가역적 질환으로 바뀐 겁니다. 퇴행성관절염을 앓는 부위에 조인트스템을 주사하면 연골이 재생됨으로써 가역적으로 바뀝니다. 나빠지고 노쇠한 무릎관절이 다시 건강해지고 젊어질 수 있으니까요. 완전 새로운 신세계가 열린 거예요.

사실 무릎 수술은 간단치 않습니다. 외과적 수술을 받아야 하는 위험 부담을 져야 하고, 수술 후 재활도 무척이나 힘들고 오랜 시간이 걸립니다. 또 인공관절의 수명이 길지 않아요. 20년 정도 지나면 재수술해야 합니다. 또 사람에 따라서는 수술 결과가 그다지 좋지 못한 경우도 더러 있습니다.

그러니 수술이라는 커다란 위험 부담을 지지 않고 통증을 줄이고, 관절 상태와 기능을 개선하고, 연골을 재생시킨다는 건 엄청난 혁신이죠. 무엇보다 건강해진 자기 연골과 관절로 계속 살 수 있습니다. 이보다 더 좋을 수가 없는 겁니다. 우리는 기존 제품들을 '스탠더드 오브 케어Standard Of Care'라고 부릅니다. 기존 요법은 그냥 주사할 때만 잠깐 증상이 없어지게 해주었어요. 반면 줄기세포는 증상을 없애줄 뿐만 아니라 질병을 근원적으로 치료해 상태를 회복시키는 효과까지 있는 것입니다. 이것은 엄청난 차이입니다.

조인트스템,
치료뿐 아니라 진행 예방에도 쓰인다

만성 통증으로 고통을 주는 질환은 무척 많습니다. 그중 자가면역질환과 퇴행성관절염은 대표적으로 만성 통증이 동반됩니다. 그뿐인가요. 암도 무척 고통스럽고 신경 손상 질환도 통증이 큽니다. 그런데 이런 통증은 특수한 일이 아닙니다. 매우 극심한 고통 속에서 사는 일부 환자들의 문제라고만 치부할 일이 아니라는 말이죠.

사실 60대 이상 사람 중 대략 30%, 10명 중 3명 정도는 신체적 통증에 시달리며 살고 있어요. 신체 노화가 상당히 진행된 60대 이상의 사람 10명 중 1명은 무릎 퇴행성관절염을 앓고 있기 때문입니다. 손가락, 손목, 어깨, 허리 등 한두 군데 아프지 않은 사람이 없을 겁니다. 젊은 사람들도 예외는 아닙니다. 운동 부족에 컴퓨터 작업이 많은 사람은 고질적으로 허리 통증, 손목과 어깨 통증에 시달립니다.

그중 무릎 퇴행성관절염은 나이 들면 누구에게나 찾아옵니다. 다만 1기냐, 2기냐, 3기냐, 4기냐 하는 정도의 차이만 있을 뿐이죠. 나이가 60세만 되면 대부분 2기 환자입니다. 어쨌든 나이가 들고 신체가 노후화되면 모든 신체 기관은 퇴행할 수밖에 없으니까요. 살면서 오래 사용했으니 그만큼 닳고 손상되는 게 당연한 이치입니다.

무릎 연골 두께가 3~4mm 정도 되는데요. 연골이 골고루 닳는다면 좋겠지만 걷는 자세에 따라 어떤 데는 좀 많이 닳고 어떤 데는 덜 닳습니다. 그래서 통증이 있을 때 사진을 찍어서 보면 더 많이 닳은 부위에 손상이 생긴 걸 알 수 있죠. 그 손상의 정도가 심해지면 퇴행성관절염 진단이 내려집니다.

그런데 병이 심해지기 전, 초기에 치료받아서 악화를 막고, 심지어 재생까지 할 수 있다면 어떨까요? 당연히 좋겠죠. 연골이 많이 닳고 손상돼서 일상의 고통을 다 겪고 나서 치료를 받는 것보다는 하루라도 빨리 줄기세포 치료를 받는 게 좋습니다. 고통받은 그 시간이 너무 아깝지 않습니까? 소중한 인생을 건강하고 통증 없이 살 수 있어야 합니다.

통증성 질환에 엔젤줄기세포가 답하다

지금 조인트스템이 가장 많이 쓰이는 질환은 퇴행성관절염입니다. 물론 현재 연구가 지속되면서 다른 다양한 분야에도 적용할 수 있도록 발전을 지속해나가고 있습니다.

조인트스템은 환자 본인의 지방유래 줄기세포를 배양해서 만든 치료제입니다. 그러니 특정 질환에만 쓰이는 게 아니라 세포 손상 질환은 다 치료할 수 있습니다. 처음에는 퇴행성관절염을 앓는 무릎에만 적용해서 임상했지만, 앞으로는 허리, 어깨, 손목 통증 등 분야를 점점 확대해 치료할 예정입니다. 디스크파열, 어깨 회전근개파열, 류머티즘관절염, 섬유근육통 등 모든 통증성 질환에 다 적용할 수 있다는 말이지요.

국소 주사와 정맥 주사
투트랙으로 치료 효과를 높이다

이때 중요한 게 있습니다. 관절강 내에 약물을 투여하면 그 부분만 치료가 됩니다. 그런데 모든 부위의 통증을 한꺼번에 완화하려면 줄기세포를 정맥으로 맞아야 합니다. 그러면 배양된 줄기세포가 혈관을 타고 돌면서 손상된 부위를 찾아가 재생하죠. 다시 말해 우리 신체가 앓고 있는 질환을 동시다발로 치료하려면 기본적으로 줄기세포를 정맥 내에 투여해야 한다는 뜻입니다.

21세기 들어 통증에 대해 밝혀진 것이 있습니다. 뇌가 통증을 기억한다는 것이지요. 정확히는 병이 치유된 후에도 뇌가 아픔을 간직하고 있다는 뜻입니다. 고통은 뇌에서 잘 지워지지 않는 것이죠. 정맥으로 약물을 주사하면 전신을 순환하며 뇌까지 도달합니다. 그래서 정맥 주사의 치료 효과가 더 좋을 수 있습니다.

무릎관절강 내에 주사를 맞으면, 즉 퇴행성관절염을 앓고 있는 부위에 맞으면 당연히 무릎 치료에 효과가 있습니다. 하지만 다른 부위로 치료 효과가 파급되긴 어렵습니다. 그래서 조인트스템은 무릎은 물론이고 정맥에도 필요합니다. 일종의 필요충분조건 같은 거죠. 기본적으로 정맥에 주사하고, 어깨면 어깨 무릎이면 무릎, 아픈 부위에 또 국소 주사를 놓으면 좋습니다.

이때 어떤 부위에 주사하든 사용되는 약물은 같습니다. 방법만 다른 거죠. 이 약물은 무균 제품이기 때문에 정맥에 맞아도 되고 피하 주사로 맞아도 됩니다. 다만 환자의 상태와 질병에 따라 더 효과적인 방법을 선택하거나 조합할 수 있습니다.

퇴행성관절염의 경우 정맥 주사는 안 맞아도 큰 상관은 없습니다. 그런데 류머티즘관절염 환자라면 이야기가 달라집니다. 류머티즘관절염은 자가면역질환입니다. 전신성 염증성 질환이에요. 그래서 아픈 부위와 더불어 정맥에도 함께 주사하길 권합니다. 전신성 질환이니 정맥을 통해 약물을 주입해 피를 따라 순환하게 하는 거죠. 약물이 전신에 퍼짐으로써 온몸을 괴롭히는 염증을 치료하고 통증을 줄일 수 있습니다.

조인트스템, 미국 FDA의 RMAT 지정을 받다

2024년 10월 23일 조인트스템이 미국 FDA의 RMAT Regenerative Medicine Advanced Therapy 지정을 받았습니다. 2016년 미국

에서 '21세기 치유법21st Century Cures Act'을 개정하면서 도입한 제도입니다. 이 제도는 의학적 미충족 수요Medical Unmet Needs 를 충족할 수 있는 혁신적인 재생의약치료제의 개발과 승인을 촉진하기 위해 FDA가 운용하고 있습니다. 또한 RMAT 지정을 받으면 FDA에서 신속 허가 개발 프로그램의 혜택도 받을 수 있습니다.

RMAT로 지정되려면 '재생의학치료제의 정의를 충족한 약물이 심각한 질병 또는 질환의 상태를 치료, 변경, 회복 또는 완치'를 목적으로 해야 합니다. 이를 위해 RMAT를 지정 신청하기 전까지 해당 약물을 이용해 진행한 임상시험 및 비임상시험(동물실험 등), 즉 예비임상증거Preliminary Clinical Evidence를 수단으로 이용합니다. 쉽게 설명하자면 해당 약물이 해당 질병 또는 환자의 상태에 대한 의학적 미충족 수요를 해결할 가능성이 있는 경우 지정될 수 있습니다.

조인트스템은 이 모든 요건과 절차를 통과했습니다. 무릎 퇴행성관절염 치료를 시작으로 연구가 진행되었으나 조인트스템은 알츠하이머병, 파킨슨병, 류머티즘관절염, 디스크 등 질병의 종류와 범위를 넓히면서 손상을 치료하고 재생하는 데 사용하고 있습니다.

자가줄기세포를 배양해 간단한 주사 주입으로 질병을 치료하고 정상 세포를 재생하며 통증을 잡는다는 것은 의학적으로 대단한 성취입니다. 위험한 수술도 필요하지 않고, 장기나 인공 구조물을 이식할 필요도 없으며, 몸에 손상을 주는 독한 약물을 쓰지도 않습니다. 쉽고 간단하며 안전한 줄기세포 치료법인 조인트스템, 그야말로 의료 혁명이라고 볼 수 있습니다.

내 인생에도
봄날이 찾아왔습니다

"이렇게 사느니 차라리 죽는 게 나을 거 같아."

"아이고, 형님. 그게 무슨 말이에요. 어떻게든 나아서 우리 봄에 꽃구경이라도 갑시다."

오전 내내 아픈 무릎을 질질 끌면서 계단을 닦고 점심을 먹는데 눈물이 왈칵 쏟아졌습니다. 저와 함께 10년째 같은 아파트에서 청소 일을 하는 동생이 봄에 꽃구경 가자고 하는데 그 말이 왜 그렇게 슬프게 들렸을까요.

제대로 걷지도 못할 정도로 무릎 통증이 심해서 어렵게 구한 아파트 청소 일을 채 1년도 못하고 그만두어야 할 상황이 되니 막막했습니다. 군대 간 큰아들이 몇 개월만 지나면 제대할 예정이었기에 어떻게든 그때까지만이라도 버텨보고 싶었어요. 하지만 오른쪽 무릎이 잘 굽혀지지 않았고, 앉았다가 혼자 일어나기도 힘든 지경이 되어버렸습니다.

남편은 큰아들이 막 중학교 입학할 무렵 교통사고로 세상을 떠났습니다. 하루아침에 남편 대신 제가 세 식구의 생계를 책임져야 했기에 식당 주방 일부터 목욕탕 청소까지 안 해본 일이 없었어요. 새벽 4시에 일어나 목욕탕 청소를 하고는 잠시 집에 와서 가사를 정리하고 아이들 반찬을 만들어놓고 다시 식당에 나가 밤 9시까지 내내 서서 설거지했습니다. 허리가 끊어질 것처럼 아팠지만 집에 돌아와서 옹기종기 모여서 숙제하는 아이들을 보며 또 하루를 버텼습니다.

무릎 수술도
할 수 없는 처지

그러던 어느 날 식당 주방 개수대 앞에서 주저앉고 말았습니다. 간밤에 무릎이 심하게 붓고 열이 나서 간신히 일하러 나왔는데 도저히 욱신거리는 통증을 견딜 수가 없었어요. 식당 동료들이 급히 병원에 데리고 가서 진찰을 받았습니다.

"그동안 어떻게 생활하셨어요? 무릎의 연골이 거의 다 닳아서 관절 틈이 좁아졌습니다. 염증이 악화돼서 통증이 심했을 텐데요. 이 정도면 수술해야 합니다."

"선생님, 제가 당장은 수술할 수가 없습니다. 어떻게 1년만 더 있다가 수술할 수 있게 주사라도 좀 놔주세요."

1년 뒤면 그래도 아들과 딸이 둘 다 취직해서 잠깐 일을 그만둘 수 있었지만, 당시는 도저히 일을 놓을 수 없는 상황이었으니까요. 제 간절한 마음이 전해졌는지 의사 선생님은 무릎의 윤활을 돕는 히알루론산 주사를 맞으면서 경과를 지켜보자고 했습니다. 다만 절대 무리하지 말고 경과가 좋지 않으면 그때는 바로 수술을 받아야 한다고 당부하셨지요. 통증이 심할 때는 정형외과에 가는 대신 한의원에서 침을 맞았습니다. 하지만 워낙 상태가 안 좋았던지라 통증이 나아지지는 않더군요.

그 무렵 식당 일은 그만두어야 했습니다. 제 사정이 딱하기는 하지만 그 무릎으로 서서 일할 수는 없다면서 사장님이 제 손을 꼭 잡더군요. 그러고는 월급 외에 퇴직금을 조금 챙겼으니 병원비에 보태라고 하셨습니다. 다른 허드렛일이라도 하게 해달라고 부탁하고 싶었지요. 하지만 민폐가 될 거 같아서 매달리고 싶은 마음을 속으로 삼키며 7년 가까이 일한 식당 일을 그만두었습니다.

아직 공부할 시간이 남은 딸아이와 제대하고 취직해야 하는 아들을 생각하니 눈앞이 깜깜했습니다. 부모 잘못 만나 꽃 같은 나이에 해보고 싶은 거 하나도 못 해본 채 아르바이트하며 학비까지 마련했던 아들딸을 생각하면 누워 있을 수만은 없었어요.

일주일 정도 쉬다 보니 무릎의 부기도 어느 정도 빠지고 열감도 줄어들었습니다. 물론 무릎이 제대로 펴지지 않았고 통증도 계속되었지요. 하지만 무슨 일이든 알아봐야겠다 싶었습니다. 예전에 목욕탕에서 같이 청소했던 동생에게 전화를 걸어 제 사정을 이야기했습니다.

"정희야, 나 다시 일해야 하는데… 애들 생각하면 뭐든 해야지."

"언니, 너무 걱정하지 마. 나랑 같이 아파트 청소하자. 이 일은 식당 일처럼 종일 서 있는 일도 아니고 그렇게 안 힘들어. 내가 우리 청소반장 언니한테 말해놓을게."

그 후로 두 달 만에 동생과 함께 아파트 청소원으로 일하게 되었습니다. 여전히 무릎은 쑤셔댔고, 절룩거리며 걷다 보니 어깨도 한쪽으로 기울어져가더군요. 어느 날은 새벽에 무릎을 부여잡고 울었습니다. 이러다가 내 몸뚱이가 아이들에게 짐이 될 수 있겠다는 생각에 죽고 싶다는 생각을 처음으로 하게 되었습니다. 뭘 먹어도 입안이 까끌하고 아침에 눈을 뜨면 오늘은 또 얼마나 무릎이 쑤셔댈까 그 걱정부터 들었어요. 특히 계단 대청소가 있는 날은 유난히 걱정이 많았습니다. 15층부터 1층까지 세제를 뿌려 닦고 물걸레질하면서 내려올 엄두가 나지 않았으니까요.

줄기세포 치료로
새 삶을 얻다

"엄마, 그렇게 아프면 말했어야지. 무릎이 이 지경이 되도록 어떻게 파스만 붙이면서 청소 일을 하고 있었던 거야. 이제 그만해, 엄마. 내가 어디든 취직해서 엄마 무릎 수술도 하게 해주고 생활비도 댈 거니까 제발 그만해."

제대한 아들은 퉁퉁 부은 제 무릎을 보면서 눈물을 흘렸습니다. 그러고는 당장 청소 일을 그만두라고 했지요. 아버지가 없는 가난한 살림살이 속에서도 어긋나지 않고 바르게 큰아들을 보니 지난 제 인생이 하나도 서럽지 않았습니다.

몇 달 뒤 아들은 작은 유통회사에 취직했습니다. 그때 저도 청소 일을 그만두었고요. 남편이 죽은 후 꼬박 20년 넘게 쉼 없이 일해온 제가 처음으로 두 다리를 뻗고 잘 수 있었습니다. 이제 딸아이의 취직이 남았지만 뭘 해도 성실하게 제 몫을 잘 해내는 아이였기에 아무 걱정이 되지 않았습니다.

하지만 무릎 통증은 여전히 저를 괴롭혔습니다. 일하지 않으니 무릎도 조금씩 나아지리라 생각했습니다. 하지만 그동안 너무 혹사했던 게지요. 무릎이 더는 못 버티겠다 싶었는지 허벅지까지 통증이 타고 올라와서 화장실 가기도 힘들 지경에 이르렀습니다. 밤낮으로 쑤셔대는 통증에 잠도 제대로 못 자고 입맛도 사라져가고 고통이 이만저만이 아니었습니다. 그런 저를 보더니, 더는 안 되겠다며 아이들이 수술하자고 권했습니다. 그러다가 하루는 아들이 줄기세포 이야기를 꺼내더군요.

"엄마, 우리 회사 팀장님 아버지가 무릎 수술을 할 뻔했는데 줄기세포 치료를 받고는 수술을 안 하게 됐대요. 그래서 내가 물어봤더니 줄기세포 시술하는 병원에서 임상시험 대상자로 신청하면 적은 비용으로 시술받을 수 있다고 하네."

"그래? 진수야, 그럼 엄마도 해볼까? 무릎이 안 아플 수 있다면 뭐든지 다 해볼란다."

난생처음 줄기세포 시술이라는 걸 알게 되었지만 두려운 마음은 별로 없었습니다. 청주에서 서울까지 오가는 것도 괜찮았어요. 적은 비용으로 시술할 수 있는데 효과를 본 사람들이 많다니 지푸라기를 잡는 심정으로 용기를 냈습니다.

줄기세포 시술을 받은 후 시술받은 다리는 땅에 내딛지 않았고, 집에서도 두 달 동안 휠체어와 목발을 번갈아 사용했

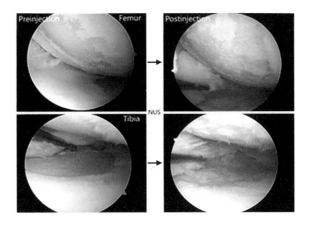

: 내시경 검사로 살펴본 관절 연골.
무릎관절강 내 연골 상태를 확인한 결과 연골이 닳아서 뼈가 드러난 상태(왼쪽)에서 조인 트스템을 투여한 후 6개월째 연골이 하얗게 재생된 것을 확인할 수 있다(오른쪽).

습니다. 석 달 동안은 아예 바깥으로 나가지 않았지요. 최대한 무릎을 사용하지 않으며 조심했어요. 대신 발목을 꺾었다가 내렸다 하는 스트레칭을 12번씩 하루에 3세트, 3개월간 하루도 빼지 않고 했습니다. 처음에는 가벼운 움직임도 힘들더니 시간이 지나며 차차 무릎 움직임이 편해지기 시작했습니다. 그리고 딱 6개월 만에 무릎 관절내시경 검사에서 희소식을 들었지요. 연골이 더 닳지 않았고 미세하게 재생되고 있다고 하는 게 아닌가요. 처음에는 제 귀를 의심했습니다.

하지만 수술하지 않아도 될 정도는 아니었기에 1년 뒤 결과를 보자고 했습니다. 그동안 히알루론산 주사도 맞았는데

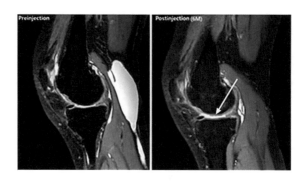

: **MRI로 살펴본 관절 연골.**
조인트스템 투여 6개월 후 오른쪽 MRI 사진에서 연골이 재생된 것을 확인할 수 있다.

그 당시 엑스레이상으로는 골관절염 분류상 'KL grade 2' 진단을 받았습니다. 골증식이 있지만 관절 간 간격 감소는 거의 없거나 미미한 정도라는 설명을 들었고요. 확실히 전보다는 무릎 상태가 호전되고 있었습니다.

의사 선생님도 놀라워하셨습니다. 대개는 상태가 더 안 좋아져서 'KL grade 4'까지 악화하는데 도리어 좋아지고 있다며 기뻐하셨어요. 그로부터 몇 달 뒤 MRI와 몇 가지 검사를 위해 줄기세포 시술을 받은 바이오스타에 갔습니다.

"어머니, 연골 재생이 확인되었습니다."

"네? 뭐라고요? 진짜로 제 무릎 연골이 재생되었다고요?

"선생님, 너무 감사합니다! 엄마, 이제 혼자서 걷고 잠도 편히 잘 수 있어."

저와 함께 병원에 온 딸은 저를 부둥켜안고 울었습니다. 1년 전 검사에서 연골이 미세하게 재생되고 있다고 할 때만 해도 반신반의하며 더 나빠지지만 않기를 바랐는데…. 연골이 재생되었다고 하니 도무지 믿기지 않았습니다. 하나님이 저의 고단한 육신을 감싸안아주시는 것 같았습니다.

요즘엔 일주일에 두세 번은 하루 한 시간씩 걷고 실내 자전거도 꾸준히 타면서 무릎 재활을 도모하고 있습니다. 이제 봄이 오면 꽃구경 가자던 친한 동생과의 약속도 지킬 수 있게 되었네요. 그뿐인가요. 죽기 전에 두 아이와 함께 제주도 유채꽃밭에서 사진을 찍고 싶다는 소원도 이룰 수 있게 되었습니다. 감사하고 또 감사합니다.

엔젤줄기세포를 만나기
전후로 달라진 삶

"제 인생은 줄기세포를 만나기 전과 후로 나눌 수 있습니다."

40대 교사인 제가 이렇게 단언하는 이유는 단순한 문구 이상의 깊은 경험에서 비롯됩니다. 제 20대 시절은 고통과 절망으로 얼룩진 시간이었습니다. 대학교 1학년 겨울방학에, 왼팔 안쪽에서 작은 콩알만 한 덩어리가 느껴지기 시작했습니다. 처음에는 단순히 피곤함이나 가벼운 이상 증상일 거라 여겼지만, 시간이 지나면서 그 덩어리는 점점 단단해지고, 찌르는 듯한 통증이 느껴지기 시작했습니다. 평범했던 일상이 조금씩 흔들리며, 불안과 두려움이 마음속에 자리 잡기 시작했습니다.

그해 여름, 송곳으로 찌르는 듯한 통증이 간헐적으로 찾아오며 일상을 흔들기 시작했습니다. 통증은 점차 빈도가 늘어나더니, 2학년 여름방학에는 마치 칼로 찌르는 듯한 극심한 고통으로 변해버렸습니다. 밤이 되어도 통증은 가라앉지 않아, 잠을 이룰 수 없는 지경에 이르렀습니다. 두려움과 혼란 속에서 병원을 찾은 끝에, 의사는 왼팔 근육이 섬유화되어 양성종양으로 발전한 '섬유종'이라는 진단을 내렸습니다. 종양의 크기는 1.5cm로, 의사는 처음에는 비교적 간단한 수술로 제거할 수 있을 것이라는 희망적인 소견을 주었습니다. 그러나 그 희망은 곧 냉혹한 현실로 바뀌어갔습니다.

1차 수술 후 6개월 만에 종양은 재발했습니다. 종양이 다시 자라기 시작하면서 통증은 이전보다 훨씬 더 심각해졌고, 제 삶은 점점 더 고통으로 가득 차게 되었습니다. 일상적인 활동은 물론이고, 단순히 팔을 움직이는 것조차 견딜 수 없는 고통을 동반했습니다. 극심한 통증을 참기 위해 모르핀 계열의 강력한 진통제를 복용해야 했지만, 그것조차 효과가 미미해져 하루에 겨우 2~3시간밖에 잠들지 못했습니다.

매일 아침 통증과 함께 깨어나는 현실은 지옥과도 같았습니다. 일상은 고통과 절망의 연속이었으며, 아무리 노력해도 나아지지 않는 상황에 점점 무기력해졌습니다. 결국, 1년이 지나면서 2차 수술이 필요하다는 소견이 내려졌습니다. 이번에는 종양 부위가 이전보다 더 확장되어 왼팔 전체의 이상 부위를 광범위하게 제거해야 한다는 무거운 결정이 내려졌습니다.

이 수술은 단순한 절개가 아니라, 근육과 신경, 그리고 주변 조직까지 포함한 대규모의 수술이었습니다. 수술 후에도 통증과 재발 가능성에 대한 불안은 저를 놓아주지 않았습니다. 매번 수술대에 오를 때마다 다가오는 두려움과 끝없는 고통 속에서, 저는 이 모든 것이 끝나길 간절히 바라고 있었습니다.

절망 속에서 찾은
단 하나의 희망

그러나 수술은 끝이 아니었습니다. 고통은 계속되었고, 이제는 종양이 겨드랑이와 가슴 위쪽으로까지 급속히 퍼져가 담당의조차 우려의 기색을 감추지 못했습니다. 심장외과 전문의를 동원하여 24시간에 걸친 대규모 수술을 진행해야 한다는 소견이 내려졌습니다. 담당의는 "수술 후 왼팔의 신경 손상으로 인해 팔을 사용할 수 없게 될 수도 있다."라고 경고했습니다. 이 말을 듣고 저는 충격과 절망으로 한동안 말을 잇지 못했습니다. 눈앞이 캄캄해지는 기분 속에서, 제 삶의 마지막 빛을 붙잡기 위해 무엇이든 시도해야 한다는 절박함을 느꼈습니다.

죽음을 앞둔 심정으로 전국의 병원을 100여 곳이나 찾아다니며 양방, 한방, 대체의학까지 모든 방법을 알아보았습니다. 치료를 위해 가진 것을 모두 쏟아부었지만, 결과는 절망적이었습니다. 시간과 돈은 빠르게 소진되었고, 제 몸과 마음은 한계에 다다랐습니다. 매일 고통 속에서 깨어나기를 반복하며, 저는 삶의 의미를 점점 잃어갔습니다. 그리고 그런 저를 지켜보던 어머니가 어느 날 조용히 말씀하셨습니다. "줄기세포 치료를 받아보는 게 어떻겠니?"

처음엔 믿을 수 없었습니다. 줄기세포 치료는 과학적으로 충분히 검증되지 않았다는 이야기를 많이 들었습니다. 제가 나아질 거란 기대조차 품기 어려웠습니다. 주변에서도 회의적인 반응이 많아, 가족 중 일부는 그 치료를 시도하는 것이 돈과 시간을 낭비하는 것일 수 있다고 말하기도 했습니다. 하지만 절망 속에서 마지막으로 기댈 수 있는 단 하나의 희망이었기에, 저는 모든 것을 걸고 모험을 결심했습니다.

줄기세포 치료를 처음 받은 날은 제 인생의 전환점이었습니다. 그날 밤, 믿기지 않을 정도로 몸이 편안해졌습니다. 진통제와 수면제 없이 무려 10시간을 깊고 편안하게 잠들었고,

그동안 경험하지 못했던 잔잔한 평온함이 온몸을 감쌌습니다. 어머니는 제가 숨 쉬고 있는지 확인하기 위해 밤새 몇 번이나 제 방을 드나드셨다고 했습니다. 그날 아침, 눈을 떴을 때 느꼈던 상쾌함과 평화로움은 지난 몇 년간 단 한 번도 경험하지 못했던 감각이었습니다.

그날 이후, 몸의 변화는 계속되었습니다. 아침에 일어나 커튼 사이로 들어오는 햇살을 느끼며 평온한 숨을 내쉴 수 있는 것이 얼마나 소중한지 깨닫게 되었습니다. 소소한 일상이 기적처럼 느껴졌고, 가족과 식탁에 앉아 식사하며 나누는 대화 한마디 한마디가 새로운 희망을 심어주었습니다. 첫 치료 후 며칠이 지나도 통증 없는 상태는 유지되었고, 저는 그 변화를 온몸으로 느끼며 줄기세포 치료에 대한 신뢰를 쌓아가기 시작했습니다.

더는 통증에
얽매이지 않는 삶

줄기세포를 맞은 이후, 신체적 통증은 10단계에서 2단계로 줄어들며 기적 같은 변화를 경험했습니다. 처음에는 매일 지속되던 극심한 고통에서 해방되는 것이 믿기지 않았습니다.

누워 있는 시간조차 통증으로 인해 괴로웠던 제가, 치료를 받은 뒤 편안히 앉아 차를 마실 수 있는 평범한 일상을 되찾았습니다.

그러나 시간이 지나면서 통증이 다시 8~9단계로 올라왔고, 저는 매달 줄기세포 치료를 받으며 안정을 유지하려 노력했습니다. 치료받는 과정이 쉽지는 않았지만, 그 결과는 점차 제 삶에 긍정적인 변화를 가져왔습니다. 2년 동안 약 40억 셀 이상의 줄기세포를 투여받으면서, 몸의 변화는 확실히 눈에 띄었습니다. 단지 통증이 줄어든 것만이 아니라, 심리적으로도 안정을 되찾으며 잃어버렸던 자신감을 회복할 수 있었습니다. 가족과 함께 저녁을 먹으며 나누는 사소한 대화가 다시 즐거워졌고, 과거에는 상상도 할 수 없었던 산책과 운동을 시도할 수 있었습니다.

시간이 지나면서 치료 간격도 점차 늘어났습니다. 처음에는 한 달에 한 번이었던 치료가 점차 3개월, 6개월, 그리고 1년 단위로 유지할 수 있게 되었습니다. 이는 제 몸이 얼마나 회복되었는지를 보여주는 증거였습니다. 이제 저는 비로소 정상적인 일상을 되찾아가는 기쁨을 느낄 수 있었습니다. 더는 통증에 얽매이지 않는 삶은 제게 진정한 기적처럼 느껴졌습니다.

현재까지 저는 약 100억 셀 이상의 줄기세포를 투여받았고, 종양의 크기는 줄어들지 않았지만, 통증이 거의 사라졌습니다. 이 덕분에 잃어버린 삶을 되찾을 수 있었습니다. 고통 속에서 포기할 뻔했던 임용고시를 준비하며 새벽마다 책상에 앉아 꿈을 향한 길을 걸었고, 그 결과 교사가 될 수 있었습니다. 또한 사랑하는 사람을 만나 결혼이라는 축복을 누리며, 아이들의 웃음소리가 가득한 집에서 살아가고 있습니다. 주말의 가족 나들이, 아이들과 함께하는 저녁 식사, 그리고 매일 아침 서로의 하루를 응원하며 나누는 대화. 이 모든 것이 저에게는 기적입니다. 평범한 일상이 꿈이었던 저에게, 줄기세포는 그 꿈을 현실로 만들어준 놀라운 선물이었습니다.

줄기세포 치료를 경험하며, 저는 이 기술이 더 많은 사람에게 희망의 빛이 되기를 간절히 바랍니다. 저와 같이 절망 속에 있던 사람들이 줄기세포를 통해 새로운 삶의 가능성을 발견하고, 잃어버린 꿈과 소망을 되찾을 수 있기를 바랍니다.

이 혁신적인 치료법이 더 널리 알려지고 발전하여 수많은 고통받는 사람들에게 다가갈 수 있기를 희망합니다. 우리는 날마다 삶과 죽음의 경계를 마주합니다. 하지만 줄기세포는 그 경계를 넘어 매일매일 새로운 시작과 회복의 기회를 선사합니다. 이것이야말로 진정한 기적이 아닐까요?

아름다움이 가득했던 삶을
되돌려받다

삶은 우리가 예상하지 못한 순간에 변화를 강요합니다. 그날, 저는 평소처럼 공연 준비를 마치고 집으로 돌아가던 중이었습니다. 차창 밖으로는 부드럽게 흔들리는 가로수와 멀리 잔잔한 한강이 펼쳐져 있었습니다. 공연 기획자인 저는 한 주를 무사히 마무리한 평화로움 속에서, 다음 공연의 계획을 떠올리며 미소를 지었습니다. 하지만 무심히 차창 밖을 바라보던 순간, 모든 것이 바뀌어버렸습니다.

갑작스러운 충격음과 함께 차가 마치 종잇장처럼 구겨졌고, 제 몸은 강렬한 충격 이후 의자에 꽉 눌려 꼼짝할 수 없었습니다. 창밖으로는 자욱한 연기가 시야를 뒤덮었고, 금속이 서로 부딪치며 뒤틀리는 날카로운 소리가 귀를 찔렀습니다. 깨진 유리 조각들이 바닥에서 반짝였고, 찌그러진 차량에서 흘러나온 연료 냄새가 공기 중에 퍼졌습니다. 저는 두근거리는 가슴을 진정시키며, 사방에서 들려오는 구조 요청 소리와 사이렌 소리를 듣는 가운데 상황을 파악하려 애썼습니다. 놀랍게도 출혈이나 골절은 없었지만, 사고 이후 제 몸은 점점 자유를 잃어갔습니다.

병명도, 원인도 모르는
고통이 앗아간 삶과 사랑

저는 공연 기획자이자 음악 해설가로, 무대에서 관객들과의 교감을 통해 삶의 의미를 찾는 사람이었습니다. 어느 한 공연에서, 관객 한 분이 연주가 끝난 후 제게 다가와 "당신의 공연 덕분에 오랫동안 잊고 지냈던 희망을 다시 느꼈습니다." 라고 말했던 순간을 떠올립니다. 그런 순간들은 제가 무대 뒤에서 느끼는 감정과 에너지가 단순히 제 자신을 위한 것이 아니라, 관객들에게도 깊은 영향을 미친다는 것을 깨닫게 해주었습니다.

그러나 사고 이후 저는 단순한 일상조차도 누릴 수 없었습니다. 아침에 침대에서 몸을 일으키는 일이 고통스러웠고, 옷을 입을 때도 남편의 도움이 필요했습니다. 주방에서 간단히 차를 끓이는 일조차 팔과 허리에 통증을 일으켰으며, 계단을 오르내릴 때는 마치 무거운 짐을 짊어진 듯했습니다. 사소한 일들이 하나같이 큰 장애물처럼 느껴졌고, 매일의 일상이 점점 더 버겁게만 느껴졌습니다.

처음에는 병원을 찾아다니며 희망을 찾고자 했습니다. 첫 번째로 방문한 병원에서는 정밀 검사를 받았습니다. 의사는 신체적으로 큰 문제가 없다고 말하며 '이상 없음'이라는 말을 반복했습니다. 그러나 제 몸은 명백히 비명을 지르고 있었습니다. 통증은 점점 더 심해졌고, 눈에 보이지 않는 고통의 원인은 아무도 설명할 수 없었습니다.

한의원에서는 침 치료와 약재를 사용해보자고 했습니다. 하지만 여러 차례의 시도에도 통증은 전혀 나아지지 않았습니다. MRI와 CT 촬영을 반복하며 수없이 병원을 전전했지만, 이상이 없다는 결과만이 돌아왔습니다. 저는 절망에 빠졌습니다.

통증은 목에서 시작하여 점차 어깨, 팔, 허리, 골반, 다리, 발목까지 퍼졌습니다. 통증 때문에 움직일 때마다 비명 소리가 절로 나왔습니다. 밤에는 수면제 없이 잠들 수 없었고 깨어 있는 동안에도 통증이 끊임없이 이어졌습니다. 그로 인해

단 한순간도 편안할 수 없었습니다. 다시는 공연 기획자로서 무대를 누빌 수 없을지도 모른다는 두려움과 상실감에 눈물을 흘렸습니다. 무대는 단순히 제 직업의 일부가 아니라, 제 존재의 중심이었기에 상실감은 이루 말할 수 없었습니다.

남편은 배우로 활동하는, 예술을 사랑하는 삶의 동반자였습니다. 그러나 사고 이후 보호자로서의 남편의 도움이 절실히 필요했습니다. 그는 묵묵히 저를 지지했지만, 그럴수록 더욱 죄책감에 사로잡혔습니다. 그의 따뜻한 말과 행동은 커다란 위안이 되었지만, 동시에 '나는 왜 이렇게 무력할까?'라는 생각이 떠나지 않았습니다. 그는 아침마다 제 손을 잡으며 "오늘은 어제보다 더 나을 거야."라고 말했지만, 저는 그 말에 온전히 화답할 용기가 없었습니다. 몸 상태가 악화되면서 제 내면에서는 점점 더 무력감과 자신에 대한 실망이 쌓여갔습니다.

공연 기획과 음악 해설을 위해 매일 쏟아붓던 에너지가 사라지면서, 점차 저 자신을 잃어가는 기분이었습니다. 남편과의 대화는 줄어들었고, 저는 점점 더 내면으로 침잠해갔습니다. 저는 대화를 피하기 시작했습니다. 하루가 무력감으로 가득 차면서, 그의 지지를 받을 자격이 없다는 생각에 사로잡혔습니다. 저는 조용히 자신을 비난하며, 고통과 외로움 속으로 깊이 빠져들었습니다. 이러한 고립은 우리 사이에 점점 더 커다란 벽을 만들어갔습니다. 가장 좋아하던 피아노도 더는 치지 못했고, 음악은 제게 더 이상 위로가 아닌 멀어진 꿈처럼 느껴졌습니다.

그 무렵, 사고를 당하기 전에 기획했던 소규모 공연에 초청된 관객 중 한 명이 다가와 제 상태를 보고 말을 걸었습니다. 그녀는 선뜻 자신의 이야기를 꺼내며, 과거에 겪었던 고통스러운 시간을 담담히 전했습니다. 어린 시절부터 시작된 만성 통증과 여러 병원을 전전하던 경험, 그리고 마지막 희망으로 줄기세포 치료를 시도했을 때의 변화까지. 그녀의 이야기는 단순히 의학적 정보뿐 아니라 희망과 용기를 전달하는 것이었습니다.

그녀는 저를 진지하게 바라보며 말했습니다. "저도 처음에는 회의적이었어요. 하지만 한 걸음만 내디디면 그다음은 조금씩 쉬워지더라고요." 그녀의 눈빛은 단순한 위로가 아닌 깊은 진실과 경험에서 우러나오는 진정성을 담고 있었습니다.

이 낯선 치료법이 정말 제 삶을 바꿀 수 있을지 확신이 서지 않았습니다. 하지만 남편은 제 손을 잡으며 그녀의 말을 귀담아듣기를 권했고, 그녀의 간절한 조언과 설득은 결국 제 마음을 움직였습니다. 며칠을 고민한 끝에, 저는 마침내 바이오스타를 찾기로 결심했습니다.

주사 몇 번이
다시 무대로 이끌다

처음으로 줄기세포 정맥 주사를 맞았을 때, 제 몸은 이전에 경험해보지 못한 강렬한 반응을 보였습니다. 주사가 들어가는 순간, 따뜻한 열기가 작은 불씨처럼 몸속 깊은 곳에서 피어오르기 시작했습니다. 목 뒤에서 출발한 열기는 어깨로 퍼져나가며, 척추를 타고 서서히 하체까지 전해졌습니다. 그 느낌은 단순한 온기 이상이었습니다. 제 몸 구석구석이 오랜 시간 동안의 고통에서 깨어나는 듯한 감각이었고, 마치 잊고 있던 생명의 기운이 다시 깨어나는 것 같았습니다. 그 순간, 저는 제 신체가 오랫동안 기다려온 치유의 신호를 보낸다고 확신할 수 있었습니다. 그날 오랜만에 단잠을 잤습니다.

몸이 다르게 반응하기 시작했음을 느꼈습니다. 통증은 완전히 사라지지 않았지만, 움직일 때마다 이전에 느꼈던 날카로운 고통이 서서히 줄어들고 있었습니다. 가볍게라도 움직일 수 있는 자유는 저에게 작은 기적처럼 다가왔습니다. 한 달 후, 오사카 병원에서 두 번째 시술을 받으며 또 다른 도전을 맞이했습니다. 눈이 부풀어 오르는 알레르기 반응이 있었습니다. 하지만 우려와 달리 병원 측의 빠른 대처로 큰 문제 없이 지나갔습니다. 이후 며칠간 한기 때문에 몸이 무겁게 느껴지기도 했지만, 점차 나아지면서 통증이 확연히 줄어드는 것을 경험했습니다.

오랜 시간 동안 고통 속에서 잊고 있던 유연성을 되찾은 듯한 기분이 들었습니다. 더는 침대에 누워만 있지 않아도 되었고, 간단한 동작도 이전보다 훨씬 수월해졌습니다. 점차 움직임이 자유로워지면서, 저는 삶에서 잃어버렸던 작은 즐거움들을 하나씩 되찾기 시작했습니다. 오랜만에 가족들과 외식을 나가 좋아하는 음식을 맛보며 대화를 나눌 수 있었고, 친구들과의 유쾌한 순간들을 되새길 수 있었습니다. 이렇게 조금씩 회복해가는 과정은 단순히 육체적인 치유를 넘어, 제 삶에 새로운 희망과 기쁨을 가져다주는 여정이었습니다.

시간이 지남에 따라, 시술의 효과는 더욱 명확해졌습니다. 처음에는 짧은 산책조차도 힘들었지만, 점차 더 길고 자유로운 움직임이 가능해졌습니다. 남편과 함께 공원을 거닐며 부드러운 바람과 꽃향기를 맡을 때, 잃어버린 일상이 얼마나 소중했는지 새삼 깨달았습니다. 다시 걸을 수 있다는 단순한 사실이 기적처럼 느껴졌습니다.

그리고 다시 무대에 서고 싶다는 생각이 조금씩 제 안에서 자라났습니다. 일을 할 수 있을 정도로 건강이 회복되면서 다시 공연을 기획하고 진행했습니다. 수년 만에 다시 찾은 무대를 보는 순간 울컥하며 감정이 복받쳐 올랐습니다. 고양시에서 진행된 대규모 콘서트를 맡아 준비하는 동안, 그동안 잊고 있었던 설렘과 열정이 가슴 속에서 다시 불타오르기 시작했습니다. 무대 뒤에서의 바쁜 준비 과정조차도 더없이 행복하게 다가왔습니다. 리허설 때마다 음악과 함께 분출하는 감정을 느끼며, 관객들과의 교감을 상상했습니다. 공연 당일, 조명이 켜지고 첫 음이 울려 퍼지는 순간, 그 공간이야말로 제가 진정으로 속할 곳이라는 확신을 느꼈습니다. 무대에 올라 관객들의 환호와 박수를 받을 때 제 심장은 다시 뜨겁게 뛰었습니다. 그 소리는 단순한 응원이 아니라, 제게 주어진 새로운 삶에 대한 축하처럼 느껴졌습니다. 제가 잃어버린 삶의 한 조각을 되찾은 기분이었습니다. 그 기쁨은 단순한 성취감 이상으로, 새로운 삶의 방향을 제시하는 듯했습니다.

엔젤줄기세포가
새로이 선물한 사명

남편과의 관계 역시 치료를 계기로 더욱 깊어졌습니다. 그는 저에게 가장 큰 지지자이자 평생의 동반자로, 제가 회복할 수 있도록 모든 것을 아끼지 않았습니다. 제가 일을 다시 시작하자 매일 저와 함께 시간을 보내며 기타를 연주하거나 피아노 곁에 앉아 응원의 말을 아끼지 않았습니다. 그의 따뜻한 관심과 사랑, 그리고 줄기세포 치료 덕분에 저는 다시 삶의 활기를 찾을 수 있었습니다.

제2의 삶을 살고 있는 저는 이 놀라운 경험을 더 많은 사람과 나누며, 고통 속에서도 희망을 발견할 수 있다는 사실을 널리 알리고 싶습니다. 치유와 희망의 메시지를 통해 다른 사람들의 삶에도 긍정적인 변화가 생겼으면 좋겠습니다.

지금은 매일 감사와 기쁨으로 가득 찬 날들을 보내고 있습니다. 아침마다 커튼을 열며 쏟아져 들어오는 햇살을 맞이할 때마다, 건강하게 살아가는 것이 얼마나 축복인지를 실감합니다. 과거의 고통과 좌절이 이제는 희미한 기억으로 남아 있지만, 그 모든 경험이 오늘날의 저를 만들어주었다는 것을 깨닫습니다. 무대 뒤에서 느끼는 전율은 더없이 특별하며, 관객과의 교감을 통해 매 순간 살아 있음을 강렬히 느낍니다. 그들의 미소와 박수는 매번 저에게 새로운 영감과 힘을 줍니다. 요즘 전국을 다니며 공연하고 남편과 정기적으로 하는 해외 봉사는 치료받기로 한 결정이 결코 헛되지 않았음을 증명합니다. 이제는 다른 이들에게도 희망을 전하고 그들의 삶에 긍정적인 변화를 가져다줄 수 있는 사람이 되고자 합니다.

줄기세포 치료는 단순한 의료기술을 넘어, 인간의 삶에 새로운 가능성을 열어주는 도구임을 확신합니다. 고통 속에서 작은 희망의 불빛을 찾는 모든 이에게 제 이야기가 등불이 되기를 바랍니다. 삶은 우리에게 때로는 가혹하지만, 우리가 선택하고 만들어갈 수 있다는 믿음이 저를 다시 일으켜 세웠습니다. 이제는 그 믿음을 나누려고 합니다.

| 섬유근육통 환자 사례 |

새로운 삶이
미소 짓고 있네요

2013년 봄, 저는 점점 심해지는 통증 때문에 일을 그만두었습니다. 평생 지각 한 번, 결근 한 번 해본 적 없이 성실하게 일해왔는데, 도저히 버틸 수 없는 지경에 이른 것이지요. 극심한 통증 때문이었습니다. 온몸 여기저기가 이유 없이 아프기 시작했습니다. 자고 일어나면 밤새 몽둥이질을 당한 것처럼 전신이 아팠습니다.

처음에는 감기 몸살인가 싶었는데 그 증상이 한 달, 두 달, 석 달… 몇 달이 지나도 나아지지 않더군요. 겉으로 보기엔 아무 이상이 없는데 몸이 너무 아프니 정말 미칠 노릇이었습니다. 한번은 실수로 소파 모서리에 슬쩍 부딪혔는데, 정말 망치로 두들겨 맞은 듯 아파서 "아악!" 하는 비명을 질렀습니다. 아마 남들이 봤으면 유난하게 엄살을 부린다고 했을 겁니다.

언제부터인가 맨날 '아프다.', '피곤하다.'라는 말을 달고 살았지요. 몸만 아픈 것이 아니었습니다. 통증이 점점 심해지니 정신적인 스트레스도 심하게 쌓이고, 내 고통을 이해해주는 사람이 없으니 혼자 고립된 듯한 외로움에 우울증도 심해졌습니다. '긴 병에 효자 없다.'라는 말처럼 골골대며 아프다는 말을 입에 달고 사는 저에게 주변 사람들도 조금씩 지쳐갔습니다. 심지어 저 자신조차도요. 그것만이 아닙니다. 밤에 잠을 제대로 잔 적이 없으니 피로가 쌓이고 정신은 무너져내리고, 악순환이 계속되었지요.

통증에 잠식되어버린 삶, 다시 일상을 살 수 있을까?

그렇게 고통 속에서 살다가 정확한 병명을 알기까지 1년이 걸렸습니다. 뇌척수액검사, 신경차단술 등 진단과 통증 완화를 위해 안 해본 일이 없습니다. 병원에서 통증 관리를 위한 방법을 알려줬습니다. 오랜 시간 진행하는 가벼운 운동을 하라는 것이었죠. 그런데 그것은 완전히 잘못된 관리 방법이었습니다. 제 몸의 통증은 단기간에 급격하게 악화되었습니다.

아픈 것도 힘들지만, 대체 무슨 병인지를 모르는 상황이 답답해 미칠 노릇이었어요. 병명만이라도 알고 싶다는 심정이었습니다. 그러던 중 우연히 EBS의 '명의'라는 프로그램에서 섬유근육통에 대해 방영한 것을 보게 되었습니다. 방송에 제 상태와 유사한 환자들의 모습이 많이 나왔습니다. 혹시나 싶은 마음에 서울의 대형병원 류머티즘내과를 찾아갔습니다.

아니나 다를까, 제 병명은 섬유근육통이었어요. 섬유근육통은 전신에 통증, 뻣뻣함, 감각 이상이 나타나는 병입니다. 근육, 관절, 인대, 힘줄 등에 만성적인 통증이 나타나고 작은 자극에도 극심한 통증이 유발되지요. 진단을 받고 치료를 시작했습니다.

통증을 완화하는 약물을 처방받았지만, 치료에 큰 진척은 없었습니다. 근본적인 치료법이 아직 개발되지 않은 실정이었기 때문입니다. 가끔 평소보다 더 큰 통증을 느낄 때도 있었습니다. 통증이 유독 심한 날은 병원에 입원해 수액을 맞고 한방 치료를 받았습니다.

힘든 통증을 겪는 와중에도 컨디션이 조금 좋아지는 날이 있었습니다. 그런 날이 자주 찾아오지는 않았지만 그래도 숨이 조금 쉬어진다 싶은 날에는 소소한 집안일을 하고, 옥상을 오르내리며 운동했습니다. 죽은 사람처럼 침대에 누워서 지낼 수만은 없다는 생각에 조금이라도 일상을 살아보자 싶었지요. '더 좋아지지 않아도 좋아. 더 심해지지 않고 제발 이 정도만 해도 좋겠다.'라는 간절함을 품으면서 말입니다.

연명의료결정제도 서류에 사인하며
삶의 끝을 생각해보다

하지만 삶은 제 간절한 소망을 배반하더군요. 매년 시간이 갈수록 몸 상태는 더 안 좋아졌습니다. 통증에 잠을 이루지 못했어요. 고통에 끙끙대며 신음하다 도저히 견딜 수 없으면 그때마다 강한 수면제와 진통제, 항우울제를 복용했습니다. 약 없이는 하루도 잠자리에 누울 수 없었고 먹는 양도 점점 늘어났죠. 엎친 데 덮친 격으로 약물 부작용까지 찾아와 제 삶은 완전히 피폐해졌습니다.

고통이 극심한 날에는 걸어서 화장실에 갈 수도 없었습니다. 몸을 가눌 수 없어 끙끙대며 기어서 화장실에 다녀오면 에베레스트 등반이라도 하고 온 것처럼 온몸이 식은땀에 흠씬 젖어 녹초가 되곤 했습니다. 종종 남편과 자식들에게 몸을 주물러달라고 했는데, 그마저도 할 수 없게 되었지요. 가볍게 주무르는 힘마저도 저에게는 돌로 짓누르는 듯한 통증으로 느껴졌기 때문입니다.

몸무게가 점점 줄더니, 2023년에는 저체중이 되었고 근육과 더불어 지방도 계속 빠졌습니다. 의사 선생님은 근육량과 체중을 올리기 위해 운동과 음식 섭취량을 늘려야 한다고 하셨습니다. 매해 통증은 더 심해져 일상생활 자체를 할 수 없는 지경이었어요. 밥 한두 숟가락을 삼키는 데 모래알을 씹는 것 같았어요. 정상인들이 한 끼에 먹는 양의 5분의 1만 섭취해도 소화하는 과정에 심한 통증을 느꼈습니다. 거의 먹질 못하다 보니 위궤양이 왔고, 심한 변비까지 겪어야 했습니다.

저체중으로 몸 상태가 너무 나빠져 2주간 입원한 적이 있습니다. 병원에 있는 동안 화장실 한 번을 가지 못했죠. 가장 기본적인 것조차 할 수 없는 무력함을 느끼는 현실이 절망적이었습니다. '하아, 이렇게 사는 게 무슨 의미가 있는 거지. 차라리 내일 아침 눈을 뜨지 않는다면 좋겠어.'라는 생각에 모든 것을 놓아버리고 싶었지요. 병원 창문 너머에서 불어 들어오는 바람이 원망스러웠습니다. 살갗에 닿는 바람조차 칼날처럼 아프게 느껴졌습니다.

마약성 진통제와 변비약을 처방받았지만, 통증이 심해지고 활력에 한계가 오는 것을 알 수 있었습니다. 입에 올리기도 싫은, 죽음을 생각하기에 이르렀죠. 이렇게 고통이 지속된다면 과연 제가 얼마나 삶을 지속할 수 있을지 자신이 없었습니다. 남겨질 남편과 자식들의 걱정에 연명의료결정제도 서류를 작성했습니다.

걸음마를 배우는 아이처럼
하나둘씩 할 수 있는 일이 늘어가다

2023년 9월의 어느 날, 아들이 이런 말을 하더군요.

"어머니, 줄기세포 치료가 통증 완화에 효과가 좋다는 이야기를 들었어요. 한번 받아보면 어떨까요?"

"줄기세포 치료? 그게 정말 효과가 있을까?"

10년 가까이 약물치료를 받고도 나아지지 않았던 저입니다. 줄기세포 치료가 정말 효과가 있을지 자신할 수 없었어요. 괜히 희망을 품었다가 다시 절망하게 되면 저는 물론 가족들의 실망은 또 어쩌나 하는 생각이 들었습니다. 그래도 마지막 희망의 끈을 잡고 싶었습니다. 남편과 자식들에게서 줄기세포 치료에 대한 정보를 전해 받아 자세한 내용을 살펴봤습니다. 기대와 걱정의 마음이 동시에 들더군요.

첫 치료를 시행하기 전에는 큰 바위가 온몸을 짓누르는 듯한 느낌을 받았습니다. 통증이 극심해 냉장고 문을 열 수조차 없었습니다. 그러더니 몸에 힘을 줄 수 없어 2ℓ 물병을 들지 못했습니다. 뭐라도 해야 한다는 마음이 더 강해졌고 줄기세포 치료에 더 기대게 되었지요.

2023년 11월 25일에 첫 치료를 시작했습니다. 주사 맞은 직후 3일 동안 잔잔한 자갈돌에 몸을 굴리는 듯한 통증을 느꼈습니다. 처음 느끼는 종류의 통증이었습니다. 주사 맞기 전과 비교해서 몸이 가벼워졌음을 느꼈습니다. 하지만 통증이 크게 완화됐다고까지는 할 수 없었습니다.

2023년 12월 27일, 두 번째 치료를 받았습니다. 주사 맞은 직후 3일 동안 출산할 때와 같은 강도의 통증을 느꼈습니다. 그러나 3일 후에는 얼굴 혈색이 돌아오면서 통증의 무게가 조금 줄어들었습니다. 힘은 들지만 스스로 냉장고 문을 열 수 있었지요. 작은 변화였지만 희망의 빛이 보이기 시작했습니다.

2024년 2월 1일, 세 번째 치료를 받았습니다. 주사 맞은 직후 3일 동안 몸살이 아주 심할 때와 비슷한 통증을 느꼈습니다. 이후 병원 정기검진이 있어 구미에서 서울로 장거리 이동을 한 데다 비가 계속 왔던 탓에 실제로 몸살이 왔던 것 같습니다. 평소에도 비가 오는 날은 통증을 더 크게 느끼는 등 날씨의 영향을 받았으니까요.

2024년 2월 14일, 네 번째 치료를 받았습니다. 주사 맞은 직후 3일 동안 경도의 감기와 비슷한 통증을 느꼈습니다. 그런데 네 번째 치료 후 통증이 조금씩 완화됨을 느꼈습니다. 집안에서 3~5분 정도 걸어 다닐 수 있을 만큼 호전되었죠. 그리고 냉장고 문을 수월하게 열 수 있었습니다. '아니, 냉장고 문을 열 수 있다니…' 남들에겐 별것 아닌 일이지만 냉장고 문을 연다는 건 제겐 기적과도 같은 일이었습니다. 어느새 2ℓ짜리 물병도 들 수 있게 되었지요.

2024년 2월 28일, 다섯 번째 치료를 받았습니다. 주사 맞은 직후 3~4일간은 평소보다 몸이 무겁게 느껴졌습니다. 일주일 후 병원에 정기검진을 다녀왔습니다. 오전 8시에 집을 나서서 오후 7시에 집으로 돌아오는 일정이었지요. 주사를 맞기 전에는 병원 정기검진을 다녀오면 아무것도 할 수 없을 정도로 통증이 극심했습니다. 그러나 5차 주사를 맞고서는 확연한 변화를 느꼈지요. 정기검진을 다녀와서도 심한 통증을 느끼지 못했고, 가벼운 일상생활도 할 수 있었습니다.

다섯 번째 치료를 받고 2주 뒤에는 손가락 끝까지 통증이 심하게 느껴지며, 혈관이 도드라져 보이는 전신 혈관통을 겪었습니다. 추가적인 치료의 필요성을 느껴 2024년 5월 1일, 여섯 번째 치료를 받았습니다. 그리고 2주가 지나자 전신 혈관통이 사라졌습니다.

지금도 전신에 쥐가 나는 듯하고, 컨디션이 좋지 않을 때는 왼쪽 몸 전체에 큰 통증을 느끼며 마비가 된 듯한 느낌 때문에 잘 움직이지 못합니다. 하지만 줄기세포 치료를 받기 전과 비교하면 너무도 놀라운 변화입니다. 고통으로 몸을 가눌 수조차 없었던 시절에 비하면 제 삶은 완전히 달라졌습니다.

치료 전에는 침대 위에서 통증에 몸부림치며 죽는 것보다 못한 삶을 이어가고 있다고 느꼈습니다. 하지만 이제는 그런 생각이 들지 않습니다. 점점 고통이 줄어들며 몸이 좋아진다는 사실에 희망이 생겼기 때문입니다. 덕분에 마음도 크게 편안해져서 삶의 질이 상승했습니다.

약의 용량 조절을 위해 2개월 간격으로 방문하던 병원도 3개월 간격으로 방문합니다. 침대에 누워만 있지 않고, 집안에서도 몸을 움직입니다. 거실을 살금살금 걸어다니며 소소한 집안일도 합니다. 희망과 기대가 다시 찾아왔습니다. 죽음을 생각하던 제가 이제는 미래에 대한 기대감으로 설레고 있습니다.

통증과의 싸움은 어렵고 힘든 여정이지만, 그 속에서도 변화와 치유의 가능성이 있다는 것을 느꼈습니다. 또한 가족과의 소중한 순간을 함께하는 기쁨을 찾았습니다. 가족에게 짐이 되는 사람이 아니라 가족과 함께 사랑을 나누며, 잘 살아가는 사람으로 거듭났습니다. 이제 더 나은 삶을 향해 걸어가는 여정이 시작되었다고 생각합니다.

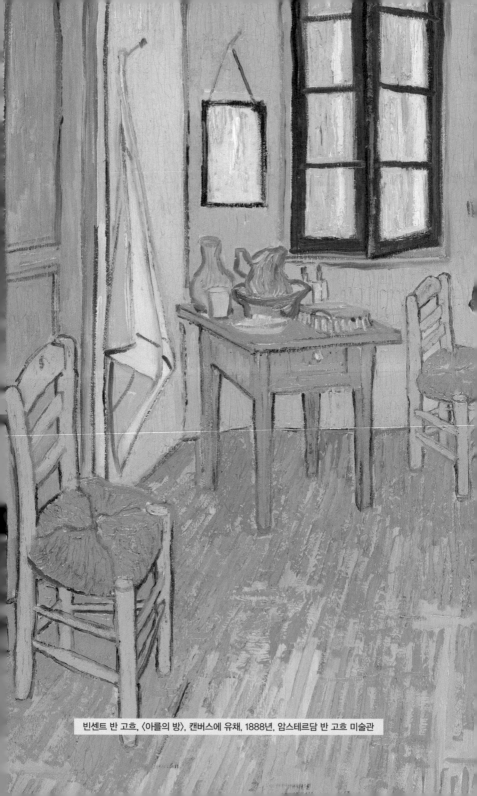

빈센트 반 고흐, 〈아를의 방〉, 캔버스에 유채, 1888년, 암스테르담 반 고흐 미술관

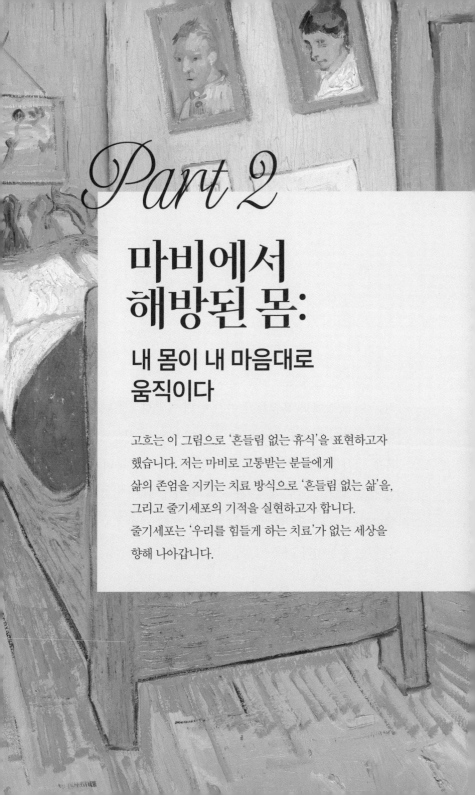

Part 2

마비에서
해방된 몸:

내 몸이 내 마음대로
움직이다

고흐는 이 그림으로 '흔들림 없는 휴식'을 표현하고자
했습니다. 저는 마비로 고통받는 분들에게
삶의 존엄을 지키는 치료 방식으로 '흔들림 없는 삶'을,
그리고 줄기세포의 기적을 실현하고자 합니다.
줄기세포는 '우리를 힘들게 하는 치료'가 없는 세상을
향해 나아갑니다.

통증에 이어
마비도 치료한다

지금 이 순간에도 통증을 줄이기 위해 마약성 진통제를 사용하는 사람이 너무도 많습니다. 그런데 마약성 진통제는 사람 몸을 망가뜨리고 죽음을 더 빨리 끌어당기는 약물이지요. 마약에 중독되면 뇌도 몸도 결국 다 상하게 되는 것이라 무척 안타깝습니다. 엔젤줄기세포 치료를 통해 얼마든지 해결할 수 있는 부분이라 더욱 그렇습니다.

사는 동안 아프지 않고
내 뜻대로 움직일 수 있다

질병에 걸린 이들에게 엔젤줄기세포가 도움을 줄 수 있는 건 크게 두 가지입니다.

첫째, 안 아픕니다. 똑같이 병에 걸렸다 해도 아픈 것과 아프지 않은 것은 큰 차이가 있습니다. 통증이 너무 심하면 사는 것 자체가 고통이고 죽음보다 나을 것이 없을 수도 있습니다. 그래서 가장 중요한 건 통증을 치료하는 겁니다. 안 아픈 세상이 암시하는 제일의 행복은 통증에서 자유롭다는 것이지요. 암 환자들에도 1~3기가 있습니다. 암 환자가 말기에 가서 가장 힘든 이유는 바로 통증 때문입니다. 그래서 마약성 진통제인 모르핀을 맞는데, 모르핀을 맞으면 죽음이 더 앞당겨집니다.

줄기세포를 잘 활용하면 통증에서 자유로워질 수 있는데, 이게 굉장히 중요합니다. 아픔이 없어야 일차적으로 삶의 질이 올라갑니다. 노인들이 말하는 "9988234"라는 게 별것 아닙니다. "99세까지 88하게 살다가 2~3일 내로 죽자." 안 아프고 잘 걷고 잘 지내다가 어느 날 하늘나라로 갈 수 있다면 그것이야말로 축복이죠.

둘째, 마비에서 자유로워집니다. 마비가 오면 내 몸을 내 마음대로 움직이지 못합니다. 마음은 이미 달려가고 있는데 몸은 그대로 굳어 있으니, 그게 어떨지 한번 생각해보세요. 마음이 가는 대로 몸을 움직이게 해주는 것, 그게 바로 줄기세포가 하는 역할입니다.

알츠하이머병 환자도 마찬가지입니다. 기억이 왔다 갔다 하고, 내 몸이 내 마음대로 움직이지 않아서 엉뚱한 짓을 하죠. 내 마음대로 내 몸을 움직이기만 해도 고통에서 어느 정도는 벗어날 수 있어요. 내가 100m를 30초 혹은 100초 걸려 뛴다고 해도 그게 어딘가요. 속도가 느려도 괜찮습니다. 달릴 수 있는 게 중요한 겁니다.

짧든 길든 통증 없이 건강하게, 중요한 것은 삶의 질이다

그래서 결국 핵심은 삶의 질입니다. 질병에 걸린 이들의 삶의 질을 낮추는 가장 큰 원인은 바로 통증입니다. 그다음이 내가 하고 싶은 대로 몸이 안 움직이는 것이에요. 통증 때문에 피폐해지고, 자신이 원치 않는 모습으로 마지막을 보내게 됩니다. 자기만 힘든 게 아니라 주변 사람들도 같이 힘들어지니 보통 큰일이 아닙니다. 하지만 통증이 심하지 않으면, 자기 자신의 존엄함을 지키면서 마지막을 맞을 수 있습니다.

최근에 발표된 논문을 보면 암세포를 정상 세포로 되돌리는 연구들이 많이 진행되고 있습니다. 암세포를 죽이는 게 아니라 암세포를 정상 세포로 리버스시키는 방법을 찾는 거죠. 원래 정상 세포가 변이되어 암세포가 된 것이니까요. 비정상이 된 돌연변이 암세포를 다시 정상 세포로 되돌릴 수도 있는 겁니다. 이미 과학계에서는 이런 연구들이 한창 진행 중이에요. 수술을 안 받고도 암이 치료되는 그런 세상이 코앞에 다가와 있는 것입니다. 그리고 그 핵심에 줄기세포가 있어요.

그뿐만이 아닙니다. 조기 검진을 통해 질병을 사전에 예측하고 예방책을 마련하는 세상이 열렸습니다. 피를 뽑아서 유전자 검사를 하면 암 발병률을 찾아낼 수 있습니다. 이때 암 발병률이 높다면 줄기세포 배양액을 맞는 거지요. 그러면 배양액이 돌아다니면서 암세포를 죽이며 클리닝해주죠. 그걸 암 치료 백신이라고 합니다. 아직 암이 발생하지는 않았으나 암 발병이 예상되는 암화 상태에서 줄기세포가 들어가서 암화 세포를 싹 없애면 암이 발병하지 않는 겁니다. 이와 관련하여 자세한 내용은 PART4에서 다루도록 하겠습니다.

저는 질병의 고통으로 자살하는 사람들, 몸이 마비되어 마음대로 자기 몸을 움직이지 못하는 이들이 치료받지 못한 채 고통 속에서 지내는 것이 너무도 안타깝습니다. 돈이 없어서 못 하는 게 아니라, 몰라서 못 찾아오는 것이지요. 노화를 지연하고, 건강한 몸과 마음으로 장수하고, 통증과 마비에서 벗어날 수 있는 세상이 다가왔습니다. 공상과학 속의 이야기 같겠지만 놀랍고도 혁명적인 세상이 이미 우리 앞에 다가와 있습니다.

뇌세포를 재생하면
신체 활동이 자유로워진다

질병 중에는 '퇴행성'이라는 단어가 붙는 병들이 있습니다. 이 단어는 크게 두 가지 의미를 가집니다. 하나는 해당 질병의 근본적인 원인을 아직 모른다는 것입니다. 질병이 진행되는 속도를 늦추거나 통증을 완화시킬 수는 있지만 원인을 모르니 근본적인 치료법도 없습니다. 다른 하나는 증상이 천천히 진행된다는 것입니다. 예를 들어 류머티즘관절염은 대표적인 퇴행성 질환입니다.

뇌에 발생하는 퇴행성 질환으로는 알츠하이머병, 파킨슨병, 루게릭병 등이 있습니다. 이러한 질병들은 모두 뇌세포의 손상이나 파괴로 인해 발생하며, 시간이 지날수록 증상이 악화되는 경향이 있습니다. 앞서 줄기세포는 손상된 조직을 재생하는 데 효과적이라고 했습니다. 예를 들어 무릎이 까졌을 때 시간이 지나면 쓰리고 아프다가 딱지가 생기고, 며칠 지나면 새살이 돋습니다. 까진 부분은 피부세포가 없어진 상태입니다. 여기에 새살이 돋는 것은 피부세포가 생기는 과정이지요. 피부에 새로운 피부세포를 만드는 공장인 줄기세포가 있기 때문입니다. 줄기세포 덕분에 무릎이 치료되는 셈입니다.

우리 몸속에 존재하는 줄기세포는 이미 열심히 일하고 있습니다. 아쉽게도 줄기세포는 조직이나 장기에 소량으로 존재합니다. 비정상화된 신체를 정상으로 되돌리려고 악전고투하지만, 우리가 가진 자원만으로는 역부족입니다. 전쟁 중인데 병력이 부족하면 어떻게 해야 할까요? 예비 자원을 보충받아 훈련시켜서 전쟁터에 내보내야 합니다. 다시 말해 지원병을 보충해주어야 전쟁에서 이길 수 있습니다. 줄기세포의 치료 원리 역시 같습니다.

줄기세포 배양기술을 활용해서 우리 몸에 있는 줄기세포를 조금 뽑습니다. 이것을 젊고 씽씽하게 많이 배양한 뒤 다시 몸에 넣어주면 훈련받은 정예군이 들어가는 셈이지요. 우리 몸을 회복시키는 아주 간단한 원리입니다. 그러면 치료는 누가 하는 것일까요? 내 몸이 하는 것입니다. 다시 말해 뇌, 뼈, 심장, 근육 등의 모든 세포로 전환될 가능성을 가지고 있습니다. 그래서 줄기세포를 정맥에 주사하면 처음에 폐로 갔다가 전신순환합니다. 아픈 부위로 가서 해당 세포를 재생시키고 혈관을 만들어줍니다.

바이오스타 연구진은 뇌세포의 손상을 예방하거나 회복시키는 엔젤줄기세포 기술을 개발했으며, 이를 통해 퇴행성 질병의 발병률을 낮추고, 몸이 굳어가는 환자들의 삶의 질을 향상시켜왔습니다.

썩은 뿌리를
되살리는 일

미국인 환자 존 컬리슨은 제게 깊은 인상을 남긴 환자입니다. 그가 한 말이 생각납니다. "Dr. Ra! Stem cell is my joy juice(라 박사님, 줄기세포는 제게 즐거움을 주는 주스입니다)!" 15년 전 미국 마이애미에서 처음 만난 그는 각종 질병을 앓고 있었습니다. 과민대장증후군, 궤양성대장염, 신장결석, 관절장애, 혈색소침착증, 관절염 등. 그중에서 관절염이 가장 심했습니다. "제 손은 마치 짐승의 발톱 같았습니다. 구부러져 있었고 무척 아팠습니다."

그는 관절염으로 인한 통증이 특히 참기 힘들었다고 합니다. 침대에서 일어날 수도 없고, 음식을 먹을 수도 없었습니다. 춥거나 흐린 날의 아침은 너무 고통스러워서 진통제로 버텼습니다. 진통제 효과가 나타날 때까지 30분~1시간이 지나서야 겨우 하루를 시작할 수 있었습니다. 극심한 통증으로 마약성 진통제를 포함하여 약을 한 주먹씩 먹고 있었지요. 질병은 그를 점점 쇠약하게 만들었습니다. 손이 굽는 류머티즘관절염은 가계력이었습니다.

미국에서 존의 지방조직을 채취해서 우리 연구원으로 보내왔습니다. 우리 기술로 배양한 줄기세포를 그의 정맥과 손가락 관절에 주사했습니다. 결과는 놀라웠습니다. "8시간이 지나자 모든 증상이 사라지고 다시는 통증이 나타나지 않았습니다. 12시간이 지나고는 제 몸에 변화가 일어나고 있음을 느꼈습니다."

2주 만에 걸음걸이도 훨씬 편안해지고, 손을 자유롭게 움직이게 되었습니다. 아무 문제없이 셔츠 단추를 채울 수도 있었습니다. 다리에는 짱짱한 힘이 느껴져 지팡이를 던져버렸습니다. 존은 미국에서 줄기세포를 통해 관절염 치료에 성공한 세계 최초의 환자라는 점에서 의미가 있습니다. 그는 다시 붓을 잡고 화가로 복귀했습니다. 줄기세포를 현미경으로 본 사진을 그림으로 그려서 제게 선물했고 그게 현재 회사의 로고가 되었습니다.

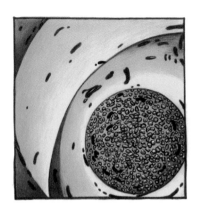

: 존 컬리슨이 관절염 완치 후 그린 줄기세포.
손가락이 굽어 그림을 그릴 수 없었던 그는 줄기세포 치료를 통해 다시 붓을 잡고 그림을 그리게 되었다.

저는 이 같은 케이스들을 매일같이 접하며 줄기세포의 가능성을 확인하고 있습니다. 줄기세포는 통증과 마비에 시달리는 불행한 삶을 행복한 인생으로 역전하는 귀한 선물이라는 것을 깨달았지요. 죽는 날까지 내 뜻대로 몸을 움직일 수 있는 세상은 반드시 옵니다. 이미 고장난 세포를 젊어지게 만들고 마비된 몸을 풀리게 하는 기술은 실현되었죠. 이어서 파킨슨병, 루게릭병, 류머티즘관절염 등 난치성 질환을 앓는 사람들이 새로운 삶을 다시 살게 된 이야기를 들려드리겠습니다. 같은 병으로 고통받는 분들이 희망을 가질 수 있기를 간절히 바랍니다.

| 파킨슨병 환자 사례 |

명색이 의사라면서
엉뚱한 치료를 했습니다

저는 미국 메릴랜드주에서 내과 의사로 활동했습니다. 수십 년간 환자들을 돌보며 의사라는 업에 소임을 다해왔고, 내과 의학 분야에서 깊은 전문성을 쌓아왔다는 자부심도 있습니다. 건강이 허락하는 한 계속 환자를 보면서 의사로서의 소명에 평생을 바치고 싶었습니다. 그런데 그런 제 소망이 하루아침에 무너지는 사건이 발생했습니다. 제가 파킨슨병에 걸린 것이지요.

2018년 가을 무렵 환자들과 상담 중 왼손이 미세하게 떨리더군요. 황급히 손을 책상 아래로 옮겼습니다. 피로가 누적되어 그런가 했는데, 손 떨림 증상이 꽤 자주 나타나기 시작했습니다. 그러더니 보폭이 조금씩 감소하고, 허리와 왼쪽 엉덩이 부근에 통증이 나타나더군요. 증상으로 보아 신체 노화에 따른 관절염인 듯싶었습니다. 그렇게 처음에는 관절염으로 오인해 통증 치료에만 집중했지요. 안타깝게도 파킨슨병이라는 진단을 받은 건 시일이 꽤 지난 후입니다.

젊은 나이에 찾아온
황혼의 불청객

사실 파킨슨병의 경우 초기에 다른 질병과 혼동하는 경우가 꽤 많습니다. 초기에는 팔다리 통증이나 급속한 피로감, 그리고 약간의 우울감 등이 나타나는데, 이를 관절염이나 신경통 혹은 오십견 등으로 오해하기가 쉽습니다. 환자 본인이 느끼기에는 증상이 거의 비슷하기 때문이지요. 저 역시 초기에 파킨슨병으로 특정할 만한 특별한 증상을 느끼지는 못했기에 관절염 치료에만 집중했던 것입니다. 의사인 저조차 구분하지 못했으니 일반인들이 그 차이를 구분하기란 매우 어렵습니다.

파킨슨병은 알츠하이머병 다음으로 흔한 뇌신경 퇴행성 질환으로 파킨슨병 환자의 약 99%가 50대 이상입니다. 젊은 나이에 발병하는 경우는 극히 드물기에 파킨슨병을 '황혼의 불청객'이라고 부르기도 한답니다. 무엇보다 파킨슨병은 보통 제대로 진단받지 못해 방치했다가 뒤늦게 치료를 시작하는 게 문제입니다. 어떤 병이든 치료 시기가 늦을수록 약물 효과나 치료 효과가 떨어지는데, 파킨슨병은 병이 이미 진행된 후에야 정확한 진단을 받는 경우가 꽤 있기 때문이지요.

사실 파킨슨병은 치료 시기를 놓치면 상태가 급격히 악화될 수 있어서 초기에 정확한 진단을 받는 게 매우 중요합니다. 저는 관절염 치료가 큰 효과가 없는 것을 느끼고, 다른 질병일 수도 있겠다는 의심을 했습니다. 그리고 정밀 검사를 받은 결과, 파킨슨병임이 밝혀졌습니다. 그날 돌아와 아내에게 하소연하고 말았습니다.

"여보, 명색이 의사라는 사람이 자기 병도 모르고 엉뚱한 치료를 했어. 내가 너무 한심하게 느껴져."

"그게 왜 당신 탓이야."

"그래도 좀 더 빨리 진단을 받았다면 초기에 치료할 수 있었을 텐데…."

"초기 증상으론 구분하기 힘들다고 하잖아요."

"허무하게 2년이란 시간을 낭비해서 너무 속상하네."

"지금도 늦지 않았어요. 일단 마음부터 단단히 먹어야 해요. 우리 뭐든 열심히 해봅시다."

파킨슨병 진단을 받은 후 충격과 함께 좀 더 빠르게 병을 발견하지 못했다는 자책감이 들었습니다.

'의사가 제 몸 하나 제대로 돌보지 못하고 파킨슨병이 한창 진행된 뒤에야 치료를 받다니….'

허무함, 자책감, 참담함 등의 감정이 뒤엉켜 한동안 힘들었지요. 아내와 선배 의사에게 하소연하기도 했고요. 그런 저를 곁에서 다독이며 항상 힘을 준 아내가 없었다면, 아마 견디기 힘들었을 겁니다. 하지만 후회로 시간을 낭비할 수는 없다고 생각했습니다. 전문의 상담을 받고 진단 직후 약물치료를 시작했습니다.

2023년 말까지는 약물 효과로 비교적 일상생활을 유지할 수 있었습니다. 하지만 2024년에 접어들며 증상이 점차 악화되더군요. 특히 5월부터는 지팡이 없이는 보행이 어려운 상태로 악화되었습니다. '허니문 증상' 때문이었습니다.

파킨슨병의 치료제인 레보도파는 뇌 속에 도파민을 보충해주는 역할을 합니다. 그러면 운동장애가 호전되고 약물 투여 후 2~3년 동안은 상당히 좋은 효과가 나타납니다. 약효가 잘 발휘되는 이 기간을 '허니문 기간'이라고 부르지요. 하지만 약물을 계속 복용하면 약효가 미치는 시간이 점점 짧아지고, 복용하는 양을 점차 늘려도 약효가 미미하게 나타납니다.

허니문 기간이 지난 후 증상이 점점 악화되면서 일상생활도 힘들어졌습니다. 제가 사랑하는 의사라는 업도 포기해야 했고, 약물치료가 큰 효과를 발휘하지 못하자 낙담하기 시작했습니다. 우울증도 점점 심해지면서 치료에 대한 열정도 사그라들고 있었지요.

옆에서 힘들어하던 절 지켜보던 선배 의사가 줄기세포 치료를 권유했습니다.

"정우야, 줄기세포 치료를 한번 받아보면 어때?"

"줄기세포? 줄기세포 치료가 파킨슨병에 효과가 있다는 연구가 있던가?"

"연구 논문이 꽤 많고 임상시험 결과도 많이 발표되었어. 자료 살펴보고 확신이 들면 한번 시도해봐도 좋지 않을까 싶네."

선배 이야기에 솔깃했지만 무턱대고 줄기세포 치료를 받을 수는 없었어요. 저는 아내의 적극적인 도움으로 줄기세포 치료를 알아보기 시작했습니다. 다양한 논문을 검색해서 보고, 임상시험 사례들도 찬찬히 살펴보았지요. 의사이기에 다른 사람들보다는 더욱 깐깐하게 치료 원리와 결과, 다양한 임상 사례를 확인할 수 있었습니다. 그리고 마음에 결심이 섰습니다. 줄기세포 치료를 받기로요.

생명공학의 발전과
신앙의 힘이 빚어낸 기적

2024년 6월, 한국에서 줄기세포를 배양한 후 6월 말에 일본에서 첫 번째 줄기세포 치료를 받았습니다. 현재까지 총 일곱 번의 주사를 맞았습니다. 정맥 주사와 척수강 내 주사, 투 트랙으로 줄기세포를 투여받고 있습니다.

저는 줄기세포 치료를 받으며 다음과 같은 단계별 효과를 경험했습니다.

첫 번째 세포 투여 후, 허리와 왼쪽 엉덩이의 통증이 사라지는 항염 효과를 체험했습니다. 허리와 왼쪽 엉덩이 통증이 사라졌으며, 현재는 통증약을 중단할 정도로 상태가 호전되었습니다. 파킨슨병이 진행되면서 내내 심해졌던 통증이 없어진 것만으로도 살 것 같더군요. 그 외에 변비가 해소되었고, 혈액검사 결과 역시 수치가 좋아졌습니다. 통증이 사라지니 삶의 즐거움과 의욕이 샘솟았습니다. 몸살 감기로 2~3일 앓다가 나으면 갑자기 세상이 새롭게 보이지 않습니까? 한데 6년이나 저를 괴롭히던 통증이 없어졌으니 어땠겠습니까. 정말 새로운 세상을 맞은 것 같았습니다.

세포를 투여하는 횟수가 증가해 3개월 차가 되었을 때부터 세포의 재생 효과를 생생하게 느낄 수 있었습니다. 그전에는 지팡이에 의지해야만 걸을 수 있었는데, 어느 순간 지팡이 없이도 걸을 수 있게 되었습니다. 손에서 지팡이를 놓던 날, 마치 걸음마를 새로 배운 아이처럼 세상이 새롭게 보이더군요. 스스로 설 수 있다는 것, 도구에 의지하지 않고 직립 보행을 할 수 있다는 것이 너무도 가슴 벅차고, 감사했습니다.

그뿐만이 아닙니다. 보폭이 늘어나면서 걸음걸이가 자연스럽고 안정적으로 변했습니다. 느릿느릿 비틀거리며 걷던 과거의 제 모습이 기억나지 않을 정도로 하루가 다르게 저는 회복되어가고 있습니다. 최근에는 걷는 운동을 꾸준히, 열심히 하고 있습니다. 아내와 함께 집 근처 공원으로 하루 세 번씩 산책하러 나갑니다.

줄기세포 치료 후 신체 전반에 걸쳐 근본적으로 변화가 나타나는 것을 느끼고 있습니다. 저는 의사이기에 제 몸에 나타나는 실질적 변화를 다른 사람들보다 더 예민하게 느끼지요. 세포 하나하나가 회복하면서 재생되는 느낌이 아주 강렬하게 듭니다. 매일 열심히 걸으며 긍정적인 마음가짐을 유지하려 애쓰고 있습니다.

실제로 줄기세포 치료 후 정신력이 더 강해졌고 마음에는 긍정의 기운과 여유가 생겼습니다. 우울증이나 무기력증은 파킨슨병의 증상 중 하나입니다. 저도 예외는 아닌지라 한동안 감정이 다운되어 거기서 벗어나려 애를 썼는데, 언제부터인가 에너지가 넘쳐납니다. 무엇보다 이 모든 과정에서 신앙의 힘이 저를 버틸 수 있게 해주었습니다. 이러한 변화는 하나님께서 제게 주신 축복이라고 생각합니다. 의학적인 성취와 간절한 신앙, 그리고 저의 노력, 거기에다 아내의 도움까지 더해져 이 모든 일을 가능하게 했습니다.

여러분, 기적은 있습니다. 우리가 믿고 최선을 다해 노력한다면 신은 응답해주실 것입니다.

"저는 파킨슨병에 걸린 중국인 의사입니다."

"받아들이기 힘들겠지만 파킨슨병이야."

"…어느 정도 예상은 했어. 그런데 믿기지 않는 건 어쩔 수 없네."

"당장 치료를 받지 않으면 몇 달 뒤에는 휠체어 생활을 해야 할 수도 있어. 그러니까 고민하지 말고 빨리 치료 시작하자."

신경외과 의사인 친구에게서 파킨슨병 진단을 받았을 때는 최대한 힘든 내색을 하고 싶지 않았습니다. 떨려오는 몸을 감싸안고 진료실 앞 의자에 한참을 멍하니 앉아 있었습니다. 병원을 나와 집으로 가는 차 안에서는 눈물이 쏟아져서 주체

할 수가 없었습니다.

저는 중국에서 태어나 부모님을 따라 10세 때 미국으로 건너왔습니다. 새벽부터 밤까지 쉬지 않고 세탁소 일을 해온 아버지와 델리에서 샌드위치 만드는 일에 청춘을 바친 어머니의 헌신적인 뒷바라지 덕분에 의대에 입학했습니다. 어려운 가정 형편에 비싼 학비를 마련하기 위해 안 해본 아르바이트가 없었어요. 그렇게 갖은 고생 끝에 어엿한 피부과 전문의가 되었습니다. 그리고 미국인 남편을 만나 결혼해서 두 아이 모두 대학생이 되었고요. 개원 후에는 온갖 어려움을 다 겪었지만, 시간이 지나며 병원도 안정적으로 운영되고 있었지요. 의사로서 그 어느 때보다 왕성하게 활동하고 있었습니다.

이렇게 제 인생에서 가장 힘든 시기는 다 지나갔다 싶었습니다. 이제는 의사로서의 역량을 키우며 오롯이 저 자신에게 집중하며 살아야겠다고 마음먹던 중이었습니다. 그렇게 행복한 미래를 꿈꾸던 중 파킨슨병에 걸린 것이지요. 너무나 억울해서 도저히 받아들일 수가 없었습니다. 집에 돌아와서는 서재로 들어가 소리를 지르며 울부짖었습니다. 일순간 제 모든 삶이 멈춰버린 듯했습니다.

의사인 나도 받아들일 수
없었던 병명

　진단을 받은 후 몇 주간 혼란과 좌절 속에서 지냈습니다. 환자 진료도 최소화한 채 아무도 만나지 않았습니다. 가족들의 걱정도 이만저만이 아니었습니다. 몸에 이상을 느끼긴 했지만, 증상이 지속적이지 않았기에 한동안 남편에게도 알리지 않았습니다. 그러다가 진단을 받기 몇 달 전부터 눈에 띄게 팔다리가 떨려와 병원 일도 힘든 상황이 되었지요. 현실을 회피하던 저는 그제야 신경외과 전문의인 친구를 찾아갔던 것입니다.

　남편에게 제가 파킨슨병 진단을 받았다는 사실을 알렸습니다. 그 역시 받아들이기 힘든 듯 한동안 고개를 저으면서 아무 말도 하지 못했습니다. 의사인 저는 이 병의 진행 과정을 너무나 잘 알기에 모든 걸 내려놓고 치료에 전념해야 한다는 사실을 남편에게 알렸어요. 무엇보다 병원을 정리해야 한다는 사실이 너무나 고통스러웠습니다. 처음 개원했을 때의 벅찬 감동과 눈물을 흘리며 좋아하시던 부모님을 생각하니 더욱 견디기 힘들었습니다. 하지만 이렇게 무너질 수는 없다는 생각으로 본격적인 약물치료에 들어갔고, 뇌심부자극술 DBS까지 받았습니다.

하지만 병은 호전되기는커녕 오히려 급속도로 악화되었습니다. 허리에 힘이 빠져 혼자 서 있을 수도 없게 되어서 휠체어에 의존해야만 했습니다. 얼굴은 파킨슨병 환자 특유의 굳은 표정으로 변해갔어요. 무엇보다 제 몸이 점점 쇠약해져가는 걸 느끼는 과정은 참혹했습니다. 수면제를 먹어도 잠을 제대로 이룰 수 없었고, 자율신경계 장애로 인한 각종 증상 때문에 손으로 물건을 잡는 것조차 두려웠습니다. 깊은 절망감에 빠져 하루하루를 보내야만 했지요.

그렇게 한 달이 지나자 도저히 약물과 수술만으로는 병의 진행을 막기 어렵겠다는 판단을 내렸습니다. 다른 방법을 찾아야만 했지요. 그러던 중 파킨슨병 치료에 줄기세포 시술이 도움이 된다는 논문을 발견하게 되었습니다. 지푸라기라도 잡는 심정으로 관련 자료를 더 찾아보기 시작했습니다. 무엇보다 피부과 의사로 일하면서 평소에도 줄기세포에 관심이 많았기에 거부감이나 두려움은 전혀 없었습니다. 줄기세포가 나의 마지막 희망이 될 수 있겠다는 생각이 들자 고민하며 시간을 지체하고 싶지 않더군요.

저는 가장 먼저 치료받을 의료기관이 정식 허가를 받은 곳인지를 확인했습니다. 신뢰할 만한 연구기관을 찾기 위해 철저히 조사하던 중 일본 후생성이 승인한 의료기관을 발견했습니다. 한국에서 지방을 채취해야 하는 불편함이 있긴 했지만, 오히려 더 안심되었습니다. 세계적인 의료기술을 가진 한국과 협업하는 곳이라면 더 신뢰할 수 있었으니까요. 곧바로 비자를 신청하고 본격적인 준비에 들어갔습니다.

물론 지방 채취를 마치고 도쿄로 떠날 준비를 하는 동안에는 갑자기 불안한 마음이 생기기도 했습니다. '미용 목적으로 사용되는 줄기세포가 정말 내 몸의 심각한 문제를 해결할 수 있을까?' 하는 의구심이 들었습니다. 그러면서도 이것마저 효과가 없다면 그때는 어떻게 해야 할지 막막했습니다. 물론 기대감도 없지 않았습니다. 줄기세포 시술로 효과를 보거나 심지어 완치한 사람들의 사례가 많았기 때문입니다. 그렇게 희망과 절망 사이에서 기나긴 기다림의 시간을 보내야만 했습니다.

소중한 일상을 되찾을 수 있다는
한 줄기 희망

도쿄에 도착한 후 바로 병원으로 갔습니다. 2시간 동안 정맥 주사를 맞고 다음 날에는 척수강 내 주사를 맞았습니다. 척수강 내 주사에 대해 잘 알고 있었기에 크게 두렵지는 않았습니다. 다만 혼자 걸을 수 없어서 아들과 의료진의 도움을 받아 주사 전용 침상에 누울 때는 그 상황 자체가 너무 서글 프게 느껴졌습니다. 하지만 슬픔에 젖어 있을 상황이 아니었 기에 마음을 다잡고 치료에 임했지요. 함께 와준 아들에게 약 한 모습을 보이고 싶지는 않았습니다.

주사를 맞고 다시 미국으로 돌아간 지 불과 며칠 만에 제 몸에서는 미묘한 변화가 일어났습니다. 늘 처져 있던 기분이 이상할 정도로 산뜻해지는 느낌이 들었고, 어두운 그림자가 드리운 듯 음울했던 제 일상에 활기가 돌기 시작하더군요. 아 직도 그날의 감정을 생생하게 기억하고 있습니다. 가족 모두 저의 변화를 믿기 힘들어했어요.

"당신에게 지금 무슨 일이 벌어지고 있는 거야?"

"일주일 전 엄마의 모습을 찾아볼 수가 없어요. 다른 사람 이 된 것 같아요."

가족들의 응원에 힘입어 한 달 후, 두 번째 줄기세포 치료 를 위해 다시 일본으로 갔습니다. 두 번째 주사를 맞은 후에 는 눈에 띄는 변화가 나타났습니다. 손 떨림이 현저히 줄어들 었고, 다리에 힘이 생겨 잠깐이나마 혼자 설 수 있게 되었지 요. 정말 기적 같은 일이 제게 일어난 것입니다. 처음으로 내 다리가 나를 지탱하고 있다는 느낌이 들었어요.

가장 놀라운 변화는 언어 능력에서 나타났습니다. 이전에 는 단어가 떠오르지 않아 말을 더듬거리거나 문장을 끝까지 완성하지 못했는데, 치료 후에는 생각나는 대로 곧바로 말할 수 있게 되었습니다. 그전에는 어눌해진 말투 때문에 단 한마디도 하지 않은 날이 많았습니다. 몸이 달라진 것도 받아들이기 힘들었는데 말까지 제대로 하지 못하게 되자 자존감이 바닥으로 떨어지더군요. 그러던 제가 조금 느리긴 하지만 예전처럼 머릿속으로 생각한 걸 바로 말로 표현할 수 있게 되었습니다. 저는 이것이 줄기세포 치료의 효과라고 확신하고 있습니다.

현재 저는 꾸준히 줄기세포 치료를 이어가면서 휠체어를 벗어나 스스로 걸어서 일본에 갈 날을 손꼽아 기다리고 있습니다. 혼자 힘으로 걷고 가족들과 산책하는 평범한 일상뿐 아니라, 다시 병원에서 환자를 돌보는 피부과 의사로 복귀할 꿈도 꾸고 있습니다. 어제는 저의 쉰세 번째 생일이었어요. 그동안 파킨슨병과 싸우면서 가족들에게 고맙다는 말도 제대로 전하지 못했지요. 하지만 제 생일을 맞아 온 마음을 다해 고맙고 사랑한다는 말을 전했습니다.

"나는 분명 다시 일어설 수 있어. 예전의 건강한 모습으로 돌아가서 아내와 엄마로서 내 삶을 회복할 거야. 그리고 다시 환자들 곁으로 갈 거야."

다시 바다 위에서
윈드서핑을 하게 되다

저는 터키에서 태어나 줄곧 그곳에서 자랐습니다. 그러다가 운 좋게 대학 재학 중 교환학생으로 미국에 유학할 기회가 있었지요. 아버지의 반대를 무릅쓰고 미국으로 가서 새로운 세상을 보게 되었습니다. 터키로 돌아가는 대신 미국의 한 대학에 편입했고, 졸업 후에는 글로벌 기업에서 일하며 세계 여러 나라를 오갔습니다.

그런데 2022년 느닷없이 파킨슨병 진단을 받게 되었습니다. 그전까지는 건강에 대해서는 걱정해본 적이 없었어요. 20여 년 가까이 전 세계를 다니면서 늘 활력을 유지했고 건강 검진에서도 큰 문제가 없었습니다. 운동도 규칙적으로 열심히 하고 익스트림 스포츠를 즐길 정도로 활달했으니까요.

그런데 어느 날부터인가 한쪽 손이 미세하게 떨리기 시작했습니다. 물론 대수롭지 않게 생각했어요. 피곤할 때 나타나는 눈 떨림 증상과 다를 바 없다고 여겼습니다. 어쩌다 한 번씩 떨림이 있었기 때문에 크게 불편함을 느끼지도 않았습니다.

그러던 어느 날, 회의 시작 전에 커피를 마시려고 잔을 드는데 손이 미세하게 떨려왔습니다. 커피를 쏟을 정도는 아니었지만, 옆에 있는 동료가 눈치 채고는 제게 괜찮냐고 물어보더군요.

"하산, 수전증 있었어요?"

"아, 어제 과음을 해서 그런가. 요즘 가끔 손이 떨리는데 이러다가 금세 괜찮아져."

그날은 회의 도중에 왼손으로 떨리는 오른손을 잡고 있었습니다. 온통 떨리는 오른손에만 신경을 쓰다 보니 회의 내용에 집중할 수가 없더군요. 손 떨림 증상이 지속되는 것도 왠지 마음에 걸리고, 이대로 두면 안 되겠다 싶어 병원을 찾아갔습니다.

익스트림 스포츠를 즐기던 내가
하루아침에 환자가 되다니

"파킨슨병 초기입니다."

"네? 파킨슨병이라고요? 저처럼 평소에 건강하고 운동도 열심히 하는 사람한테도 그런 병이 생기나요?"

"알츠하이머병과 비슷한 질병입니다. 누구나 나이가 들면 걸릴 수 있는 병이에요. 아직은 증상이 경미하지만 지금부터 약물치료를 하지 않으면 나중에는 몸의 균형을 잡는 일도 어려워집니다."

결국 병원에서 파킨슨병 진단을 받았습니다. 하지만 저는 약물치료를 보류했어요. 의사 선생님 말처럼 증상이 아주 경미했거든요. 제가 이야기하지 않으면 가족들도 눈치채지 못할 정도였습니다. 무엇보다 처음부터 약물에 의존하면 영원히 약에 의존해야 할 것 같아 초기에는 보다 근본적인 치료 방법을 찾고 싶었습니다.

초기 단계에는 운동으로 개선되기도 한다고 하니 열심히 걷고 뛰면서 노력해보자고 생각했지요. 물론 아내는 반대했습니다.

"여보, 초기니까 병원에서 하자는 대로 약물치료를 하면 완치될 수도 있지 않을까? 이러다 치료 시기를 놓치는 건 아닌지 나는 너무 걱정돼."

아내는 계속 저를 설득했습니다. 하지만 제 생각은 확고했어요.

그러던 중 회사에서 제게 한국지사장 발령을 제안해왔습니다. 한국은 꼭 한번 일해보고 싶은 나라이기도 했고, 무엇보다 의료기술이 발달한 나라라서 제 병을 치료할 방법도 찾을 수 있을 것 같아서 선뜻 수락했습니다. 한국지사 근무가 시작되자 한동안은 너무 바빠서 제가 파킨슨병을 앓고 있다는 사실도 잊고 지냈습니다. 한국은 역시나 역동적이고 민첩한 나라더군요.

두어 달쯤 지난 어느 날부터인가 다시 오른손뿐 아니라 발까지 경미하게 떨려왔습니다. 불면증과 변비 증상도 심해져 아침에 일어나면 몸이 영 개운하지 않아서 우울감까지 들더군요. 더는 미루면 안 되겠다는 불안감이 들어서 약물치료를 시작해야 하나 고민하게 되었습니다. 결국 병원을 찾아서 약을 처방받았습니다. 하지만 눈에 띄게 개선되고 있다는 생각이 들지 않았습니다. 여전히 약물치료에 대한 반감을 떨칠 수가 없었고, 딱 한 번만 다른 방법을 찾아보자는 마음에 백방으로 치료법을 찾아다녔지요.

그러던 중 우연히 한국의 줄기세포 시장과 기술에 대해 듣게 되었습니다. 관련 정보를 찾아보니 파킨슨병과 관련한 성공적인 임상 사례가 많았고, 기술의 진전도 신뢰할 만했습니다. 저는 주저하지 않고 바이오스타를 찾았습니다. 상담해보니 해볼 만하다는 생각이 들었습니다. 다만 해외 출장이 많은 저로서는 시술 후 부작용이 있거나 몸에 무리가 가면 일에 지장이 생긴다는 점이 마음에 걸렸습니다. 담당자에게 선뜻 결정할 수 없는 이유를 설명하자 그는 파킨슨병 환자들의 줄기세포 시술 전후의 임상 데이터를 보여주었습니다. 정말 놀라웠습니다. 집으로 돌아와 관련 자료를 좀 더 꼼꼼히 살펴보니 염려하지 않아도 되겠다는 확신이 들었어요.

그러고는 곧바로 시술 일정을 잡았습니다. 제 몸에서 지방을 채취한 뒤 약 6주 후 일본에 가서 정맥과 척수강 내로 줄기세포 치료를 받았습니다. 물론 처음에는 막연한 두려움이 있었습니다. 연구진의 면면과 성과에 대한 신뢰는 있었지만, 예외적으로 제 몸에서 이상 반응이 일어날 가능성이 전혀 없다고 할 수는 없으니까요.

그런데 막상 주사를 맞아보니 그런 두려움이 괜한 걱정에 불과했다는 걸 깨닫게 되었지요. 시술 과정 자체도 복잡하지 않았고 몸에 이상 증상 같은 것도 나타나지 않았습니다. 치료법에 대한 신뢰감과 기대감이 높아졌습니다.

윈드서핑을 마음껏 즐기며
다시 일상으로

단 세 번의 줄기세포 시술로 오른손의 떨림 증상은 사라졌습니다. 무엇보다 오랫동안 고민거리였던 만성 변비가 눈에 띄게 개선되었고 수면장애도 없어지더군요. 정말 신기했습니다. 아침에 일어나면 몸이 가뿐하고 컨디션이 눈에 띄게 좋아져서 언제 파킨슨병 증상이 있었나 싶을 정도로 정상적으로 생활하게 되었습니다. 더는 약물을 복용하지 않아도 되겠다는 생각이 들어서 복용을 중단했는데도 증상이 재발하지 않았어요.

몸 상태가 정상으로 돌아오자 정신적으로도 여유가 생겼습니다. 그래서 줄기세포 시술의 다른 사례를 찾아보기 시작했지요. 얼굴에 줄기세포를 시술해서 피부 나이가 젊어졌다는 사례를 보고는 당장 맞아보기로 했습니다. 저보다 10세나 어린 아내가 늘 제 얼굴색이 칙칙하고 잡티도 많다면서 잔소리를 했었거든요.

마침 일본에서 만난 다른 환자들이 얼굴에도 줄기세포 치료를 받는 것을 보고는 용기를 냈습니다. 그 결과는 정말 극적이었어요. 단 한 번의 세포 투여로 얼굴 피부와 안색이 이렇게 좋아질 수 있다니, 믿을 수 없을 정도였습니다.

"여보, 당신 피부가 20년 전으로 돌아간 거 같아요. 줄기세포 치료로 이렇게 달라질 수 있다니!"

아내는 자기도 해보고 싶을 정도라며 놀라워하더군요. 그때 제가 용기를 내서 줄기세포 시술을 결심할 수 있었던 것은 연구원들이 제게 준 신뢰감 덕분이었습니다. 그전에도 한국의 의료와 바이오 기술의 발전상에 대해서는 어느 정도 알고 있었지만, 줄기세포와 관련한 연구의 진척은 정말 놀라울 정도였습니다.

저는 현재 한국지사 근무를 끝내고 도미니카공화국에 있습니다. 제 삶의 가장 큰 낙이자 기쁨인 윈드서핑을 하면서 아주 건강하고 활기찬 일상을 보내고 있지요. 사실 제가 용기를 내서 줄기세포 치료를 받게 된 이유 중 하나도 윈드서핑입니다. 예측 불허의 바람과 파도의 흐름 속에서 몸의 균형을 잡아야 하고, 체감속도가 100km/h에 이를 정도로 속도감 있는 스포츠입니다. 파킨슨병을 완치해야만, 제가 사랑해 마지않는 윈드서핑을 다시 할 수 있다는 생각에 더욱 간절하게 치료에 매달렸습니다.

여생도 윈드서핑과 함께할 예정입니다. 그때 한국지사에서 일할 기회를 얻지 못했다면 저는 약물치료에만 의존하면서 지금과 같은 극적인 회복은 못 했을 것입니다. 한국과는 비교할 수 없을 정도로 의료 수준이 낙후된 도미니카공화국에서 지내다 보니 그때 한국지사 발령은 저에게는 천운과도 같았다는 걸 절감하고 있습니다.

무엇보다 엔젤줄기세포 연구에 매진하고 있는 모든 바이오스타 연구진에게 깊은 감사의 인사를 전합니다. 건강 걱정 없이 좋아하는 윈드서핑을 마음껏 할 수 있게 해준 줄기세포 치료는 제가 삶에서 경험한 가장 큰 기적이었습니다. 요즘도 저는 아침에 일어나자마자 제 손발의 움직임을 확인하곤 합니다. 몸의 균형에도 이상이 없는지 꼭 점검하고요. 저와 같은 파킨슨병 환자뿐 아니라 각종 질병으로 말 못할 고민에 빠진 분들 모두 줄기세포를 경험할 기회를 얻으시길 바랍니다.

사업가로 지내던
당당한 모습을 되찾다

사업상 미팅 준비를 위해 자료를 정리하던 중이었어요. 갑자기 피로감이 몰려와 컴퓨터 작업을 잠시 쉬고 의자에 앉아 있었지요. 그런데 갑자기 왼손이 떨리기 시작하더니 턱에도 경련이 일었습니다. 덜컥 겁이 나더군요. 왜냐하면 몇 달 전부터 이미 오른손에도 떨림이 있었기 때문입니다. '술도 자주마시지 않는 내가 수전증을 앓을 리 없는데… 대체 왜 이러지?' 뭔가 몸에 이상이 나타나고 있다는 느낌이 강하게 들었습니다. 게다가 최근 몇 달간 변비도 심해졌어요. 일생에 변비 증상을 거의 느낀 적이 없었는데 말입니다.

그런데 제게 나타난 변화는 신체적인 증상만이 아니었습

니다. 언제부터인가 극심한 악몽에 시달리기 시작했어요. 누군가를 때리거나 유혈이 낭자한 폭력적인 장면들을 계속 꿈에서 만나게 된 것이었어요. 그런 꿈을 꾸고 일어나면 몹시 기분이 불쾌한 상태로 하루를 시작해야 했고, 늘 말끔하지 않은 컨디션으로 사업해야 했습니다. 그뿐만 아니라 감정이 다운되거나 무기력증에 빠지는 일도 잦았고, 감정 제어가 잘 안 되는 경우도 생겼습니다.

한번은 아침 식사로 베이컨을 씹는데 꽤 딱딱하더군요. 평소라면 대수롭잖게 넘어갈 일인데 불끈 짜증이 솟았습니다.

"여보, 이걸 지금 음식이라고 내놓은 거야?"

"평소와 그리 다르지 않은데 유난 맞게 왜 그래요?"

"지금 내가 유난을 떤다고? 다 태워서 나무껍질 같은 음식을 내놓은 사람은 당신인데, 내가 이상하다는 거야?"

그 일로 아내와 옥신각신 언쟁하다가 접시를 싱크대에 던져버렸습니다. 쨍그랑하고 접시가 싱크대 홀에 부딪히며 깨지는 소리가 나더군요. 저는 폭력적인 사람도 감정 기복이 큰 사람도 아니었습니다. 이전과 너무나 달라진 저 자신을 이해하기가 힘들었습니다. 그래서 병원을 찾아갔지요.

잘나가던 내 인생을
망가뜨린 파킨슨병 진단

그렇게 찾은 병원에서 파킨슨병 진단을 받았습니다. 그게 벌써 3년 전입니다. 처음에는 손과 턱이 떨리는 등 비교적 가벼운 증상만 나타났어요. 그러다 약 1년 전부터는 증상이 점점 심해지기 시작했고, 떨림도 악화되었습니다. 사업하는 저는 업무상 미팅이 잦은데, 몸 상태가 그러니 사업에도 전념할 수가 없었죠. 당연히 경영상의 문제도 많아졌습니다.

그리고 전문의와 상담하다가 저도 미처 인지하지 못했던 파킨슨병 증상이 있다는 걸 알게 되었습니다. 제가 겪었던 폭력적인 악몽과 변비가 파킨슨병의 흔한 증상이었던 겁니다. 그뿐만이 아닙니다. 망상, 우울증과 같은 정신 이상이 나타날 수 있다는 얘기도 들었습니다. 처음에는 그런 의사의 말이 귀에 하나도 들어오지 않더군요. 파킨슨병이라는 걸 도저히 믿을 수 없었기 때문입니다.

하지만 제가 아무리 부정해도 병은 제 실체를 드러내며 점점 더 심해졌고, 새로운 증상들이 나타났습니다. 걸음걸이가 달라지고, 왼팔은 축 늘어지는 느낌이 들기 시작했습니다. 자세도 점점 구부정해지며 똑바로 서는 것이 힘들어졌습니다. 움직임은 뻣뻣해졌고, 걷는 속도는 눈에 띄게 느려졌습니다.

걸을 때마다 마치 바닥에 자석이라도 붙은 듯이 한 발짝도 떼기가 힘들더군요. 몸이 급격히 늙어가는 기분이었습니다.

아내가 줄기세포 치료를 알아보자고 제안했습니다. 처음에는 줄기세포 치료에 대한 정보가 충분치 않은 데다, 줄기세포 분야의 규제가 제대로 이뤄지지 않고 있던 시기라 망설여졌습니다.

"줄기세포 치료가 정말 효과가 있을까? 아직 정보도 너무 부족해서 믿음이 안 가는데."

"그럼 조금 더 찾아보고 천천히 알아보기로 해요."

저희 부부는 줄기세포 치료에 대해 더 자세히 파악하기 위해 계속해서 자료를 검색해나갔고, 나름대로 공부도 했습니다. 저는 뭐든 한번 시작하면 집요하게 파고들어 끝장을 보는 성격이기 때문입니다. 마침내 한 회사가 일본에서 파킨슨병을 대상으로 한 줄기세포 치료를 진행한다는 신뢰할 만한 기사를 발견했습니다. 저와 아내는 이후에도 많은 정보를 확인한 후, 줄기세포 치료를 받기로 결정했습니다.

악몽과 우울증이 사라지고
인지기능이 회복되다

이 시점쯤 파킨슨병이 몸을 빠르게 잠식하는 느낌이 들었습니다. 줄기세포를 치료하기 전, 오랫동안 저를 지켜본 신경과 전문의를 찾아가 제 상태를 관찰해달라고 요청했습니다. 첫 번째 줄기세포 치료를 받기 일주일 전에, 투여 전 기준점을 설정하기 위해 신경학적 검사들을 진행해두었습니다. 그래야 치료 후와의 비교를 통해 차이점을 찾아낼 수 있을 테니까요.

일본에서의 첫 번째 치료 후 정신적·신체적으로 놀라운 변화가 나타났습니다. 항상 우울하고 짜증이 났는데 기분이 너무나도 상쾌해졌어요. 그동안 자각하지 못한 우울증을 겪고 있었다는 사실을 비로소 깨닫고 인정하게 되었습니다. 아내는 제가 우울증 증상이 있음을 느끼고 여러 번 이야기했지만, 끝내 저는 인정하지 않았었지요. 그런데 치료 후 일상의 전반적인 기분이 나아지고 보니, 제가 우울증을 앓았다는 사실을 너무도 명확하게 인지할 수 있었습니다.

기분만 좋아진 것이 아닙니다. 인지기능이 눈에 띄게 개선되었고, 몇 년 만에 정신적으로 또렷함을 느꼈습니다. 그런 변화를 저만 느낀 것이 아닙니다. 오래된 지인 중 한 명인 제 담당 변호사는 놀라움을 감추지 못하더군요.

"놀라워요. 이렇게 환해진 얼굴을 얼마 만에 보는 건지 모르겠어요. 그리고 너무 젊어 보여요. 10년 전의 모습으로 돌아간 것 같아요."

"당신이 보기에도 그런가요? 3년 전 진행하던 사업 아이템들이 또렷하게 기억나기 시작했어요."

"정말 좋은 일이네요."

"지금이라도 당장 일하러 나갈 수 있을 것 같아요."

게다가 악몽과 변비가 사라지고 시력이 현저히 좋아졌습니다. 원래의 긍정적인 저로 되돌아갔으며 사업적인 아이디어도 마구 생겨나는 기분이었지요. '한때 잘나갔던 나는 사라지고 늙고 병든 모습으로 시들어가는 건가.' 하며 우울감에 지배당하던 제 삶에 새로운 활력이 찾아온 것입니다.

사랑도 사업도
· · · · · · · · · · · · · · ·
다시 시작
· · · · · · · · · · · · · · ·

줄기세포를 두 번째 투여한 후 신경과 전문의를 찾아가 저의 변화된 상태를 공유했습니다. 혹시 달라진 제 상태가 심리적인 문제에서 오는 것인지 궁금했기 때문입니다. 신경과 전문의는 확실한 변화가 보인다고 확신하며 이렇게 말하더 군요.

"얼굴이 더는 처져 보이지 않습니다. 게다가 자세는 더 곧 아졌고, 움직임도 상당히 좋아졌네요."

"선생님, 저도 제 몸이 좋아진 걸 확실히 느낄 수 있어요. 이게 마음에서 오는 저만의 착각은 아닌 거지요?"

"하하, 절대 착각이 아닙니다. 실제로 신체적인 상태가 상 당히 호전되었어요. 왼손의 떨림은 거의 사라진 상태입니다."

신경학적 검사도 다시 진행했습니다. 그 결과, 초기 검사 때보다 속도와 민첩성이 크게 향상된 것으로 나타났습니다. 저는 지금도 줄기세포 치료를 받을 때마다 신경과 전문의를 계속 만나고 있습니다. 이제 치료를 시작한 지 6개월이 되었 고, 정신적·신체적으로 완전히 새로워진 느낌이 듭니다. 악몽 과 변비에서 완전히 해방되었고, 외모가 젊어 보이니 마음이 더 즐겁네요. 그야말로 회춘한 기분이랄까요.

예전보다 몸의 움직임도 자유롭고 걸음걸이도 꽤 자연스 러워졌습니다. 이제는 가볍고 활기차게 움직일 수 있습니다. 인지기능도 매우 또렷해졌고, 진심으로 다른 사람이 된 듯한 느낌을 받고 있어요. 떨림이 완전히 사라진 것은 아니지만, 그 강도가 크게 줄어들었습니다. 예전에는 물집이 생길 정도 로 손가락을 어딘가에 두드리던 증상도 이제 더는 나타나지 않습니다.

파킨슨병이 제 몸에서 서서히 사라지고 있다고 느낍니다. 가벼운 증상은 여전히 남아 있지만, 엔젤줄기세포가 파킨슨병 때문에 앗아갔던 모든 것들을 회복시켜주고 있습니다. 짜증과 감정 기복 때문에 아내와의 관계도 소원했는데, 다시 예전의 다정한 부부 사이로 돌아갔습니다.

줄기세포 치료 덕분에 저는 예전의 일상을, 활기찼던 삶을 다시 찾아가고 있습니다. 건강과 함께 저희 가정에는 사랑과 평화가 더욱 깊어지고 있으며, 매일매일의 삶이 감사함으로 채워지고 있습니다.

이제는
슬로 할머니가 아니야

"할머니는 왜 그렇게 천천히 걸어요? 할머니 걸음은 너무 느려요. 슬로 슬로 할머니야."

"지혜야, 할머니는 지금 몸이 편찮으셔서 그런 거야."

"아아, 아프면 힘이 드니까 천천히 걷는 거구나."

"응, 그렇지. 그러니까 할머니가 천천히 걸어도 그걸로 놀리면 안 돼. 그러면 할머니가 속상하시잖아."

"할머니 놀리는 거 아니야. 그냥 슬로 슬로 할머니니까 그렇게 말하는 거야."

하루는 벽을 잡고 비틀비틀 간신히 식탁으로 걸어가는 저를 보고는 손녀딸이 '슬로 슬로 할머니'라고 하더군요. 딸애는 그러지 말라고 하는데, 손녀딸 하는 얘기가 틀린 말이 아니었어요. 한 걸음 한 걸음 걷는 게 힘들고, 숟가락 하나 제대로 들지 못할 정도로 모든 행동이 느리고 둔했으니까요. 어린 손녀 눈에는 둔하고 느리고 굼뜬 제 행동이 이상하게 보이는 게 당연했을 겁니다.

파킨슨병에 걸린
슬로 슬로 할머니

파킨슨병 증상이 나타난 것은 2014년부터였습니다. 벌써 10년 전이네요. 손이 자꾸 떨리기 시작했고 깜박깜박하는 건망증 증상이 심해지기 시작했어요. 처음엔 나도 늙는구나, 하고 생각했는데 언제부터인가 단순한 건망증이라고 하기엔 상태가 조금 심해졌습니다. 집 현관문 비밀번호가 생각나지 않아서 머릿속이 아득해지는가 하면, 가스레인지에 음식을 올려놓고는 탄내가 나기 시작해서야 알아차린 적도 많았지요. 하지만 그때까지만 해도 '나이 들면 다 그렇지 뭐.'라는 생각으로 자꾸 현실을 회피하려 했습니다.

그런데 어느 날, 여동생이 병원에 가보자고 하더군요.

"언니, 우리 병원에 한번 가봅시다. 요즘 언니 걸음걸이도 조금 이상하고 깜박깜박하는 것도 너무 심해졌어."

"얘가 무슨 소리를 하고 있어!"

"언니, 지난번에 우리 집 근처 와서는 엉뚱한 데를 몇 바퀴나 돌다 온 거 기억 안 나?"

"너는 나를 무슨 치매 노인 취급하니? 내가 병원엘 왜 가?"

"아휴, 고집 좀 부리지 마. 언니 요즘 좀 이상하다니까."

솔직히 병원에 가자는 동생의 말에 기분이 좋지 않았습니다. 치매 환자 취급을 받는다는 느낌이 들어 기분이 상해버렸지요. 가당치도 않은 일이라고 생각하며 병원 가보길 미루고 진단도 받지 않았습니다. 하지만 솔직히 마음 한구석에는 뭔가 찜찜함이 남았습니다. 별것 아닐 거라는 생각 반, 혹시 큰 병이면 어쩌나 하는 걱정 반, 그런 복합적인 마음 말이지요.

그렇게 차일피일 미루며 시간은 점점 흘러갔습니다. 증상이 나타나고 5년 후인 2019년에야 병원에 갔습니다. 손 떨림 증상도, 건망증도 너무 심해져서 도저히 안 되겠다는 생각이 들었습니다. 그러곤 청천벽력 같은 소식을 들었지요. 파킨슨병이라는 진단을 받은 것입니다.

'아니, 내가 파킨슨병이라니.'

검사 결과가 잘못 나온 거라 믿고 싶었습니다. 이미 제 몸이 이상 증상을 보여주고 있었는데도, 받아들이지 않다가 뒤늦게 충격적인 현실과 마주한 것이지요. 그러곤 마냥 회피해

온 저 자신이 원망스러워졌습니다.

'미경이가 병원에 가자고 할 때 가볼걸. 그때 미루지 말고 병원에 빨리 가봤으면 이렇게 심해지지는 않았을 텐데….'

저는 뒤늦게 병원에 찾아간 것을 후회했습니다. 불안한 마음이 들 때 회피하지 않고 하루라도 빨리 병원을 찾았다면 파킨슨병이 더 진행되기 전에 치료할 수 있었을 테니까요. 어떤 병이든 초기에 치료해야 그만큼 효과가 좋은 건 당연한 법이잖아요. 파킨슨병이라는 사실도 저를 힘들게 하는데, 뒤늦게 병원을 찾은 저 자신에 대한 원망까지 더해지니 우울함이 깊어졌습니다.

진단 이후 점차 증상이 심해져 걷는 것이 힘들어졌습니다. 마치 누군가가 발밑에서 잡아당기는 듯한 느낌이 들었습니다. 내 발인데 내 의지로 한 걸음을 옮기는 게 이렇게 힘들 수가 있나 싶어서 한숨이 절로 나왔지요. 자기 몸을 자기 마음대로 움직이지 못한다는 건 정말 비참합니다. 그런 현실이 괴로워 혼자 누워 있다가 울기도 많이 울었습니다. 그러다 언제부터인가는 발걸음이 잘 안 떨어졌습니다.

몸은 조금씩 한쪽으로 기울어지고 신발을 질질 끌며 걷게 되었습니다. 그뿐만이 아닙니다. 전체적으로 행동도 느려졌습니다. 게다가 손 떨림이 심해져서 수저를 제대로 사용하기도 어려워졌어요. 밥도 제 손으로 먹기 힘들어진 겁니다. 목

넘김이 힘들어 식사하는 것도 조금씩 힘들어졌고, 목소리마저 떨리기 시작했습니다.

그리고 '무도증'이라고 불리는 증상도 나타나기 시작했지요. 무도증이란 몸이 통제되지 않아 자꾸 흔들리고 춤추는 듯이 멋대로 움직이는 증상입니다. 몸이 제 의지와 다르게 움직이니 미칠 노릇이었지요. 이렇게 살아 무엇 하나 싶은 마음에 우울증과 무기력증은 더욱 심해졌습니다. 이대로 병이 심해지면 같이 사는 딸에게 큰 짐만 지우는 꼴인데, 자괴감이 몰려왔습니다. 자다가 죽었으면 좋겠다는 생각도 했습니다.

점점 건강해지는 나,
점점 올라가는 자존감

그러다 우연히 줄기세포 치료에 대해 알게 되었습니다. 진단을 받기까지는 망설이느라 시간을 보냈지만, 치료는 미루고 싶지 않았어요. 작은 희망이라도 좋으니 매달리고 싶은 마음이 간절했습니다. 저는 하루라도 빨리 치료를 받기로 했습니다. 2022년 9월부터 2년 가까이 정맥에 줄기세포를 투여했습니다. 몸이 조금씩 회복된다는 느낌을 받았기에 줄기세포 치료에 더 강한 믿음을 갖게 되었습니다.

그러다가 2024년 1월에 척수강 내 투여도 가능해졌음을 의미하는 일본 후생성의 파킨슨병 치료 승인 소식을 들었습니다. 그 소식을 듣자마자 일본으로 가서 척수강 내 주사를 맞았습니다. 척수강 내 주사를 처음 맞는 날은 약간의 두려움도 있었지만, 더 좋아질 거라는 기대감과 설렘도 있었습니다.

정맥 주사와 척수강 내 주사를 병행한 후, 몸 상태는 눈에 띄게 좋아졌습니다. 우선 손 떨림이 많이 줄어들었습니다. 목 삼킴도 많이 좋아졌고, 목소리의 떨림도 조금씩 사라지는 것이 느껴졌습니다. 특히 걷는 모습이 자연스러워져 환자 같지 않았습니다. 발걸음이 가벼워지자 온몸이 깃털처럼 가볍다는 느낌이 들더군요. 발바닥이 땅에 붙어 있던 것만 같던 지난날을 생각하면 정말 너무도 놀라운 변화입니다.

특히 손녀딸이 저를 보고는 깜짝 놀라더군요.

"할머니, 이제는 슬로 슬로 할머니가 아니네!"

"지혜야, 지혜가 보기에도 할머니가 이젠 슬로가 아니야?"

"응, 이제는 슬로 할머니가 아니야! 아주 젊은 할머니야."

손녀딸이 '슬로 슬로 할머니'란 별명을 떼어주었습니다. 별 것 아닌 그 일이 왜 그리도 기쁘던지요.

병원에 늦게 가는 바람에 파킨슨병 진단을 늦게 받은 건 아쉽지만 그래도 잘한 일이 있습니다. 진단을 받고 나서 바로 줄기세포 치료를 시작했다는 점입니다. 병을 오래 방치한 저 자신에 대한 원망과 급격히 나빠지는 건강에 대한 한탄으로 보낸 지난 10년의 세월이 아주 먼 옛날 일만 같더라고요. 불과 얼마 전까지만 해도 비틀거리던 제 모습은 없었습니다. 저는 너무도 건강한 몸으로 회복되고 있었습니다. 몸뿐 아니라 정신도 훨씬 맑고 또렷해졌습니다. 무엇보다 우울증과 무기력증이 말끔히 사라지고 에너지가 넘쳤습니다.

그래서 저는 요즘 사람들을 만날 때 자랑하고 다닙니다.

"이제는 똑바로 서서 걸을 수 있다니까."

"예전에는 손을 떨어서 숟가락도 못 들었는데, 이것 봐. 지금은 젓가락질도 잘한다고."

"몸이 20년은 젊어진 것 같아. 지금은 뭐라도 시작할 수 있을 것 같은 기분이야."

점점 건강해지는 저 자신을 보며 기분이 그렇게 좋을 수가 없습니다. 감사의 마음이 가득해집니다. 무엇보다 삶의 질이 좋아졌습니다. 이제는 동네 산책도 하고, 친구들과 만나 커피숍에서 차도 한 잔씩 나눌 수 있습니다. 손녀딸 준비물과 간식도 챙겨주고, 딸을 도와 종종 집안일도 할 수 있게 되었습니다. 일하며 가족에게 도움이 될 수 있다는 것이 너무도 행복하더군요.

계속 줄기세포 치료를 받다 보면, 언제가 완치되리라는 기대감도 있습니다. 그런 날이 꼭 올 거라 확신하며 하루하루

즐겁게 또한 감사한 마음으로 지내고 있습니다. 저는 이렇게 매일매일 젊어집니다.

취미 부자로 사는
달콤한 내 인생

저는 올해 나이 70세가 되었습니다. 얼마 전 딸네 가족과 함께 하와이 여행을 다녀왔습니다. 따뜻한 바닷가에 앉아 파도에 햇살이 반사되어 빛이 산란하는 걸 보는데 더없이 행복하더군요. 서핑과 수영을 즐기는 사람들을 구경하는 것만으로도 삶의 활력이 느껴졌습니다. 저도 수영을 곧잘 하지만, 해변에 앉아서 사람들을 구경하는 것도 좋아합니다. 삶의 생동감이 느껴지기 때문이지요. 수영을 잘하는 딸과 사위는 바다로 달려가 즐겼습니다. 중2짜리 손녀딸은 제 옆에서 연신 썬크림을 발라주며 종알종알 수다를 떨었죠.

"할머니, 햇볕이 너무 뜨겁지 않으세요?"

"아니, 햇볕이 참 좋구나. 나는 괜찮아."

"할머니, 혹시 필요한 거 있으면 저한테 말해요."

"응, 고마워!"

이보다 더 큰 행복이 있을까요.

하와이에서 돌아와 며칠 여독을 풀고 나서 오늘은 색소폰 수업을 받으러 가는 날입니다. 사실 저는 음악과 악기 연주를 좋아해서 배우는 게 많습니다. 어릴 적에는 피아노를 배워서 곧잘 이런저런 곡들을 연주하곤 했지요. 최근에는 드럼과 색소폰을 배우고 있습니다. 그뿐 아니에요. 친구들과 골프 모임도 자주 갖고 수영도 즐깁니다.

여기까지 읽으신 분들은 '할머니가 기력도 좋다.'고 생각할지 모르겠습니다. 이렇게 활기 넘치는 삶을 살고 있지만, 사실 몇 년 전까지만 해도 이런 삶은 상상조차 하지 못했습니다. 그럼 그 이야기를 좀 들려드릴까요?

나는
파킨슨병 환자입니다

저는 11년 전 파킨슨병 진단을 받았습니다. 제 나이 59세에 처음 이 병을 알고 난 후 제 인생은 송두리째 바뀌었지요.

몸에 이상이 있다고 느낀 날은 둘째 아들의 결혼식 날이었어요. 혼례를 치르고 나서 친지들에게 인사하러 다니는데, 온몸에 심한 통증이 느껴졌습니다. 아이가 결혼 준비로 바빠서 저도 괜스레 마음이 분주했고 이것저것 엄마로서 신경 쓸 것이 많았습니다. 가끔 몸살 기운이 느껴지긴 했지만, 결혼 준비를 도와주느라 신경이 예민해져서 그런가 보다 했습니다. 그런데 결혼식 당일에는 통증이 극심하더군요.

제가 식은땀을 흘리며 휘청이자 남편과 가족들이 깜짝 놀랐습니다.

"여보, 당신 괜찮아?"

"엄마, 어떡해. 몸이 너무 안 좋아 보여요."

아이 결혼을 망칠 수는 없는 터라 안간힘을 다해 참았습니다. 그렇게 결혼식을 마치고 병원을 찾았지요. MRI 검사를 했고 파킨슨병이라는 진단을 받게 되었습니다.

믿을 수 없었습니다. 마치 영화 속의 한 장면을 보는 것만 같았지요. 제 일이 아니라 꼭 남의 일처럼 여겨졌습니다. 가끔 손이 떨리는 증상이 있긴 했지만, 단순히 노화라고만 생각했어요. 그런데 파킨슨병이라니요. 심지어 저희 집안에는 파킨슨병을 앓은 사람도 없었습니다. 그래서인지 마른 하늘에 날벼락처럼 갑작스러운 진단이 현실로 와닿지 않았습니다.

하지만 그 와중에도 아이 결혼을 시켜놓고 병을 진단받아

다행이라는 생각이 먼저 들더군요. 사실 2~3년 전부터 몸 상태가 예전과 다르다고 느끼기는 했습니다. 그래서 애초의 계획보다 몇 년 당겨서 교사 생활을 마무리하기도 했고요. '몸 여기저기에 작은 신호들이 올 때 진작 검사를 받아봤어야 하는데.' 하는 후회도 들었습니다. 하지만 마냥 후회만 하고 있을 때는 아니었지요.

진단을 받고 나서 약물치료를 시작했습니다. 하지만 증상은 점점 심해졌습니다. 손은 더 떨렸고, 근육 강직도 나타났어요. 그뿐만이 아닙니다. 걸을 때마다 비틀거림이 점점 심해졌고, 몸의 한쪽은 점점 감각을 잃어갔습니다. 그러다 보니 집 안을 걸어 다니다가도 자주 넘어져서 무릎에는 항상 멍과 상처가 있었죠.

몸이 말을 듣지 않아 비틀거리고 자꾸 넘어지니 일상생활이 너무도 불편했습니다. 그보다 더욱 큰 문제는 자존감이 급격히 낮아졌다는 것입니다. 아이들을 가르치며 교직에 몸담아온 저는 워커홀릭이라 할 정도로 일을 좋아했고, 무척 활동적인 사람이었어요. 그런데 몸이 제 기능을 하지 못하니 이전의 삶이 완전히 사라져버리더군요. 그와 함께 저도 사라지고 있는 것만 같았습니다. 무엇보다 삶의 질이 급격히 떨어지면서 제가 쓸모없는 사람처럼 느껴지는 게 받아들이기 힘들었습니다. 우울증 증상도 심해지기 시작했고 감정 기복도 꽤 커졌습니다.

저는 외향적인 성격이라 사람들 만나는 것도 무척 좋아합니다. 한 동네에서 붙박이처럼 오래 살았던 터라 친한 동네 사람들을 집으로 초대해 종종 식사 모임을 하기도 했지요. 음식 솜씨도 좋아서 잡채나 백숙을 끓여서 이웃들과 나눠서 먹기도 했습니다. 그랬던 저인데, 파킨슨병을 앓고 난 이후로는 사람들 만나는 게 싫었습니다. 걸음 속도도 느려지고 툭하면 넘어지니 문밖을 나서는 것도 두렵고, 정상이 아닌 제 모습을 남들이 보는 것도 싫었습니다.

그러다 보니 신체적으로 나타나는 증상만큼이나 정신도 멍들어가기 시작했어요. 사람들을 피하기 위해 외출을 삼가고 방 안에서만 지내는 날이 많았습니다. 집안에만 틀어박혀 있다 보니 더욱 우울감이 심해졌습니다. 한번은 걷다가 넘어졌는데, 극심한 고통을 느껴서 보니 이가 부러졌더군요. 이가 부러진 고통도 그렇고 제 몸조차 가누지 못하고 넘어진 사실에 울컥울컥 눈물이 솟아났습니다. 그야말로 앞날이 막막하기만 했습니다.

해외여행, 드럼, 색소폰, 수영…
하고 싶은 것은 다 하며 살기로 했다

줄기세포 치료를 처음 접하게 된 것은 다니던 병원의 의사 선생님의 추천 덕분이었습니다. 일반적인 약물치료로는 상태에 진전이 없어 힘들어하던 저에게 의사 선생님이 줄기세포 치료를 권하시더군요. 당시에는 '줄기세포'라는 말이 생소했지만, 절박한 마음으로 시작했습니다. 점점 몸의 상태가 나빠지고 있었기에 다른 선택지가 없다는 생각에 과감하게 줄기세포 치료에 도전한 것이지요.

중국에서 처음 줄기세포 치료를 받기 시작했습니다. 그때는 정맥 투여로 시작했고, 처음 얼마간은 큰 변화를 느끼지 못했습니다. 하지만 저는 포기하지 않고 꾸준히 줄기세포 치료를 이어 갔습니다. 어떤 일이든 먼저 마음에서 힘을 내야 결과도 좋아진다고 믿고 있던 터라, 마지막까지 희망의 끈을 놓지 않으려 한 것입니다.

그러다가 일본에서 척수강 내 투여를 시작했습니다. 투여 후 컨디션이 급격히 좋아진 것을 느꼈습니다. 마치 몸이 다시 살아나는 기분이었다고나 할까요. 정맥 투여와 척수강 내 투여, 두 가지 방식을 병행하면서 효과의 시너지가 난 것이 아닌가 싶습니다. 일본에서 돌아와 얼마간의 시일이 지나자 손 떨림이 줄고 비틀거림도 많이 없어졌어요. 그렇게 약물 투여를 하며 점점 건강을 회복해갔습니다.

줄기세포 치료를 시작한 지 10년 차, 지금 저는 휠체어 없이도 비행기를 탈 만큼 건강이 좋아졌습니다. 그 덕분에 얼마 전 딸네 가족과 해외여행도 다녀올 수 있었던 것이고요. 제가 좋아하는 악기를 연주하며 새롭게 얻은 삶을 하루하루 소중하게 보내고 있습니다. 사람이 참 간사하죠. 꽃이 지고 나서야 그때가 봄인 걸 알잖아요. 무언가를 잃어봐야 그 소중함을 새삼 깨닫게 되고요. 몸이 아프고 보니, 건강이 얼마나 소중한 것인지를 뼈저리게 알 수 있었습니다.

병으로 학교를 떠난 이후 항상 아이들 얼굴이 떠오르더군요. 교단에 서서 아이들과 눈을 맞추며 수업하던 시절이 꿈만 같았습니다. 지금은 나이가 많아 교단에 설 수는 없지만, 간혹 찾아오는 제자들과 그 시절을 추억하며 이야기를 나눕니다. 파킨슨병이 심할 때는 제자들이 찾아오는 것도 꺼려져서 만남을 회피하곤 했었어요. 지나고 보니 그랬던 모습마저도 부끄럽게 느껴지더군요.

제가 건강을 회복했다는 소식을 듣고 제자 세 명이 찾아왔습니다. 그 친구들도 어느새 중년의 나이가 되었더군요. 저는 무엇보다 건강이 중요하다며 몸에 이상이 있으면 건강부터 체크하라는 소리를 여러 번이나 했습니다. 또한 지금 이 순간, 할 수 있는 것 혹은 하고 싶은 것을 망설이지 말고 하라고도 했어요. 우리가 사는 인생은 먼 미래의 어느 날이 아니라 바로 지금, 현재의 시간이니까요.

엔젤줄기세포 치료는 새로운 삶을 선물해준 기적 같은 존재입니다. 혹여 저처럼 파킨슨병으로 힘들어하는 분들이 있다면 이렇게 말씀드리고 싶습니다.

"줄기세포를 믿고, 치료에 대한 희망을 멈추지 말고 질환과 맞서 이겨냅시다. 우리는 반드시 치료될 수 있습니다!"

어둠의 터널에서
한 줄기 빛을 만나다

"여보, 당신 걸음이 점점 더 느려지는 거 같아요. 왜 그래요?"

"그러게 말야. 누가 아래에서 내 발을 잡아당기는 것처럼 발자국 떼기가 힘드네. 나이 들어서 그런가."

"이제 퇴직하고 나면 나하고 매일 이렇게 걷기 운동이라도 합시다."

"어, 그래. 그래야지."

주말이면 아내와 집 근처 공원을 걸으면서 두런두런 이야기를 나누곤 했습니다. 그런데 어느 날부터인가 아내의 걸음걸이 속도를 따라가기가 힘들더군요. 평소 걷기 말고는 하는 운동이 없어서 그저 운동이 부족하거나 무릎이 안 좋아서 그런가 보다 생각했습니다. 한의원 가서 침도 수차례 맞았지만, 보폭이 자꾸 줄어드는 증상은 나아지지 않았습니다.

그 무렵 저는 퇴직을 딱 1년 앞두고 있었어요. 30년 가까이 큰 기복 없던 직장생활이 무사히 마무리되어갈 무렵이라 마음은 홀가분했는데 몸은 영 개운하지 않았습니다. 60세 전후로 온갖 노화 증상이 저를 괴롭혔으니까요.

좌우측 어깨 통증 때문에 생활이 불편할 지경이었습니다. 오십견 증상과 회전근개 파열 증상으로 1년에 한 번씩은 크게 고생했지만, 이 증상이 파킨슨병과 연관이 있다는 것은 상상도 하지 못했습니다. 그저 노화라고만 여겼고 어깨에 무리가 가는 운동을 삼가야겠다고만 생각했지요. 가끔 재미 삼아 다니던 골프도 그때 그만두었어요. 아내의 성화에 헬스장을 다녔지만 어깨 운동을 할 수 없으니 제약이 너무 많더군요. 그마저도 몇 달 만에 그만두고 나니 꾸준히 할 수 있는 운동이라고는 걷기밖에 없었습니다.

30년간 꿈꿔온
은퇴 후의 삶을 빼앗기다

그러던 어느 날 영화를 보러 갔는데 평소 같으면 잘 보이던 자막이 뿌옇게 번져 보였습니다. 너무 오랜만에 영화관에 가서 눈이 깜깜한 공간에 적응을 못 하고 있구나 싶어서 한동 안 계속 눈을 끔뻑끔뻑해봤지만 자막을 제대로 읽을 수 없었 습니다. 시력만큼은 노화를 비켜 갔다고 자신했는데 이제 안 경도 써야 한다고 생각하니 나이듦이 실감 나더군요.

그때부터는 야간 운전과 빗길 운전도 많이 힘들어졌습니 다. 시력만의 문제는 아니라는 생각이 들더군요. 신호가 바뀌 어도 금방 반응이 안 되고 주차 실력도 예전만 못했습니다. 한번은 마트 주차장에서 접촉 사고가 났는데 너무 터무니없 는 사고라 옆에 있던 아내가 황당해했어요. 그 후로도 차선을 변경하면서 사고가 나는 등 여러 번의 접촉 사고가 이어졌습 니다. 이래서 나이가 들면 운전면허를 반납하는구나 싶다가 도 그러기에는 이제 환갑밖에 안 됐는데 벌써 운전이 힘들면 어쩌나 걱정이 앞서더군요.

저와 아내는 은퇴 후의 삶에 대한 소박한 꿈이 있었습니다. 막내아들이 대학을 졸업하면 자식 모두 사회생활을 하면서 제 밥벌이를 할 테니 우리는 근교에 주말농장을 얻고 농막을 지어서 서울과 시골을 오가며 지내자고 약속했어요. 그간 아 이들 키우느라 고생한 아내와 전국 방방곡곡 여행도 다녀보 고 싶었습니다.

그런데 동네 공원 산책도 힘들 정도로 걷기가 부자연스러워지고 시력과 인지 능력도 떨어져서 운전도 여의치 않다 보니, 은퇴 후의 삶에 대한 기대는커녕 당장 일상생활이 걱정되었습니다. 우울감마저 들더군요. 물론 그때까지만 해도 그저 남들보다 일찍 노화가 왔다고만 생각했습니다. 손 떨림 증상이 오기 전까지는 그랬습니다.

회사에서 퇴직한 날 저녁, 오랜만에 온 가족이 한자리에 모여 밥을 먹었어요. 딸아이가 그동안 고생한 아빠를 위해 손수 저녁을 차려보겠다면서 없는 솜씨에 이것저것 잔뜩 음식을 만들어놓았더군요. 아내가 살다 보니 이런 날도 있다면서 유난히 행복해했습니다. 그런데 하필 그 순간, 손 떨림이 시작됐어요. 젓가락을 잡으려다가 내려놓고는 숟가락을 들었는데 밥은 떠서 입에 넣었지만 소고깃국을 뜨다가 손이 떨려서 결국 숟가락을 놓치고 말았습니다. 맞은편에 앉아 저를 지켜보던 아내의 표정이 어두워지더군요.

"여보, 당장 병원에 갑시다. 작년부터 당신이 좀 이상하긴 했잖아요. 이러다가 병을 키우겠어요."

"허 참, 왜 자꾸 이러는지 원⋯."

결국 성화에 못 이겨 한양대학교병원을 찾았습니다. 그때는 저도 몸에 분명 문제가 생겼다는 직감이 들었습니다. 그래서 더는 미룰 수 없기도 했지요.

하나님의 이끄심으로 만난
줄기세포 시술

'설마 파킨슨병 같은 건 아니겠지. 그래, 그건 아닐 거야.'

하지만 저의 기대는 무참히 꺾이고 말았습니다. 한양대병원에 입원해서 PET 촬영까지 거쳐 결국 파킨슨병 판정을 받았습니다. 그래도 중증은 아니니까 약물치료를 잘 받으면 최소한 유지는 되겠지 하는 희망을 품고 있었습니다. 하지만 그조차도 저의 바람일 뿐 손 떨림 증상은 점점 더 심해지고 인지기능도 떨어지는 듯했습니다. 게다가 반복되는 변비 증상과 불면증에 시달리면서 일상은 완전히 무너져버렸어요. 약물치료도 효과가 없다면 이제는 어떻게 해야 하나 정말 막막했어요. 그동안 열심히 살아온 보람과 여유를 느낄 겨를도 없이 저의 은퇴 생활은 파킨슨병과 함께 출구 없는 어두운 터널로 들어갔습니다.

'왜 나에게 이런 일이…'

한탄스럽고 원망스러운 마음이 들던 그때 유일하게 제가 숨 쉴 수 있는 공간은 교회였습니다. 하나님께 기도하는 순간만은 잠시 병의 고통과 걱정도 잊고 평안함에 머물 수 있었지요. 그래서 예배를 마친 후에도 한동안 교회에 머물러 있었습니다. 집사님은 언제나처럼 저의 하소연을 들어주고 따뜻하게 위로해주셨는데, 하루는 따로 하실 말씀이 있다면서 차 한 잔 마시자고 하셨어요. 저는 그날 집사님을 통해서 줄기세포 치료에 대해 처음 알게 되었습니다.

"을지교회 목사님이 줄기세포 시술로 파킨슨병을 고치셨어요. 혹시 관심 있으면 제가 목사님과 자세한 이야기를 나눌 자리를 마련해볼게요."

"줄기세포 시술이요? 정말 병이 다 나으셨대요?"

저는 바로 목사님을 찾아뵙고 줄기세포 시술에 관한 이야기를 들었습니다. 병원에서도 못 고치는 병이 시술만으로 나아질 수 있고 부작용도 없다니 안 해볼 이유가 없었어요. 저는 아내를 설득해서 바이오스타 연구실을 찾아갔습니다. 연구원님의 자세한 설명을 듣고 수많은 성공 사례를 접하자 확신이 들었습니다. 그날 바로 시술 계획을 잡았어요.

이후 일본을 오가며 총 5회의 줄기세포 주사 시술을 무사히 마쳤습니다. 마지막 투여까지 끝내고 집으로 돌아가는 길에 파킨슨병인지도 모른 채 불편을 겪어야만 했던 나날들과 진단을 받은 후 고통 속에서 허우적대던 제 모습이 머릿속에 맴돌았습니다. 시술 후 서서히 회복되기 시작한 몸과 다시 찾은 일상은 지난 시간을 한순간의 꿈처럼 느끼게 해주더군요.

첫 번째 주사를 맞은 후부터 바로 몸이 달라졌습니다. 우선 변비 증상이 호전되었고 밤에 잠도 잘 오고 몸이 한결 가벼워졌어요. 손 떨림의 횟수도 줄어들었고 굽은 등은 조금씩 곧아지고 있었습니다. 처음에는 플라시보 효과가 아닐까 의심했어요. 하지만 두 번째 시술 후 완연히 달라진 몸을 느낀 후에는 확신이 들더군요. 인지기능도 향상되었고 후각 기능도 되돌아오고 있었으며 혈색도 좋아졌습니다. 주말에 예배를 보러 교회에 가면 다들 얼굴이 밝고 좋아졌다면서 인사를 건네왔어요.

무엇보다 저의 예전 상태를 누구보다 잘 알고 있던 아내가 변화에 놀라워했습니다.

"여보, 당신 눈빛이 달라졌어요. 혈색도 얼마나 좋아졌는지 10년 전으로 돌아간 거 같다니까요. 줄기세포 주사가 당신을 살렸어요."

아내는 아침마다 저를 살피면서 하루하루 더 나아지고 있다며 기뻐했습니다. 덕분에 한동안 잃어버렸던 자존감도 점차 회복해나갔습니다.

마지막 주사를 맞고 공항에서 집으로 올 때는 제가 운전했습니다. 그날의 기적은 정말이지 믿기지 않아요. 확연히 나아진 운전 감각과 선명한 시야에 신비로움마저 느꼈으니까요. 다시 태어난 기분이었습니다. 물론 아직도 손이 떨리는 증상과 걸음걸이에는 불편함이 남아 있습니다. 하지만 모든 면에서 몸이 회복되고 있음을 실감하고 있습니다. 요즘은 아내와

주말농장도 시작했어요. 농막을 지어 살겠다는 꿈은 조금 뒤로 미뤄졌지만 주말 농부 생활은 무리 없이 즐기고 있습니다.

성령의 인도하심으로 만나게 된 줄기세포 치료는 끝이 안 보이는 어두운 터널을 걷던 제게 구원의 빛이 되어주었습니다. 그때 하나님의 인도가 없었다면 저의 삶은 어떻게 되었을까요? 생각만으로도 가슴이 덜컥 내려앉는 것만 같습니다. 그리고 제게 은퇴 후 꿈꾸던 삶을 살 기회를 주신 바이오스타 연구진에 깊은 경의를 표합니다.

루게릭병 완치자 1호가
되길 꿈꾸며

저는 동물병원을 운영하는 수의사였습니다. 동물을 워낙 좋아하기도 했고 건강 체질이라 종일 힘들게 일해도 피곤한 줄을 몰랐지요. 또 동물 보호자들이 평소 궁금해하는 점들에 대해서, 동물들 건강을 함께 염려하며 대화 나누는 것도 무척 좋아했습니다. 그런데 2~3년 전부터 목소리가 조금씩 달라지기 시작했어요. 타고나길 허스키한 목소리를 가졌지만, 평소하곤 다른 탁음이 나왔습니다.

저만 그리 느낀 것이 아니라 함께 일하는 간호사 선생님, 그리고 자주 오시는 보호자들도 제 목소리에서 이상함을 감지하고는 자주 물으셨어요.

"선생님, 혹시 목감기 걸리셨어요?"

"목이 많이 쉬셨는데, 너무 무리하는 거 아니세요?"

주변에서도 그리 물으니 불현듯 걱정스러운 마음이 들더군요.

3년이라는 시간을 흘려보내고
청천벽력 같이 내려진 진단

이비인후과를 찾아가 검사를 받았습니다. 다행히 암은 아니었어요. 역류성 위염에 위산 분비로 인한 성대 염증이라는 진단이 나왔고 위염약을 처방받았습니다. 하지만 처방받은 약을 복용해도 나아지지 않았습니다.

하루 휴가를 내고 서울에 있는 대형병원을 찾아서 CT 촬영부터 여러 가지 검사를 해보았습니다. 이번에도 역시 성대에는 아무런 이상이 없고 역류성 위염과 성대의 노화로 인한 성대의 건조함에서 오는 증상이라는 말을 들었습니다. 저만의 촉이었을까요. 뭔가 찜찜함이 남는 명쾌하지 않은 진단이라는 생각이 들었습니다.

혹시나 하는 마음에 다른 대형병원 두 곳을 찾아서 다시 검사해보았습니다. 역시나 결과는 마찬가지였어요. 서울의 대형병원 세 곳에서 같은 진단을 받았고 약도 처방받아 복용했는데 증상은 호전되지 않았습니다. 목의 불편함은 더욱더 커질 뿐이었습니다.

검사로는 밝혀내지 못한 다른 이상이 있을지도 모른다는 생각이 들었어요. 혹은 근원적인 병의 원인이 다른 데 있을지도 모른다 싶었고요. 목소리만 이상한 것이 아니라 다른 증상도 나타났기 때문입니다. 팔에서 근육이 뛰는 증상이 나타나기 시작한 것이지요. 이번에는 동네 병원에서 이비인후과 검사가 아닌 신경 검사를 해보기로 했습니다. 그 병원에서도 특별한 병명은 나오지 않았습니다. 몸에서는 점점 이상 증상이 나타나는데 병원에서는 제대로 된 진단이 나오지 않으니 답답해 미칠 노릇이더군요.

다시 서울에 있는 대형병원 신경외과를 찾았습니다. 그리고 루게릭병일지도 모른다는 전제하에 전기자극 검사를 비롯해 2시간 이상 걸리는 각종 검사를 해보았습니다. 루게릭병으로 판별되는 3가지 항목에 해당하는 증상 중에 2가지만 적합한 결과가 나왔습니다. 3개월 후 재검을 해봐도 결과는 같았고 3개월 간격으로 3회를 연거푸 검사했으나 마찬가지였습니다.

근육이 뛰는 증상은 팔에서만 나타나다가 어느새 전신으로 번지기 시작했습니다. 제 몸은 점점 상태가 악화되고 있었죠. 뇌 CT, MRI 판독 등에서 검사상으로는 정상 소견이지만, 신경과학 전문의는 임상 증상으로 보아 루게릭병으로 진단을 내렸습니다. 돌아보니 처음 몸에 이상을 느끼기 시작해 각종 치료와 검사를 시작한 지 3년이라는 시간이 걸렸습니다. 병의 원인을 찾느라 몇 년이나 시간을 보내고 나서야 루게릭병이라는 진단을 받았던 것이지요.

당시 제 몸 상태는 급격히 나빠져 있었습니다. 몸 전체 근육에 떨림이 있었고, 평소와 똑같은 양의 음식을 먹어도 체중이 매달 1kg씩 감소했습니다. 평소 75kg 정도를 유지하던 몸무게가 매달 1kg씩 줄어들더니 급기야 한 달에 3kg씩 감소하기 시작해 체중이 57kg까지 빠졌습니다.

저는 동물병원을 운영하며 밤새 동물 수술을 한 후 한두 시간 눈을 붙이고, 다음 날이면 갈치 낚시를 나가곤 했습니다. 한 달에 낚시를 서너 번씩 다녀와도 끄떡없을 만큼 건강한 체질을 자랑하던 사람이었습니다. 그런 저인데 20kg 넘도록 몸무게가 빠질 만큼 근육이 감소하니 어땠겠습니까. 혼자 걷지 못하는 건 기본이고 거동이 불편한 상태가 되어버렸습니다.

휴일이면 낚시 도구를 챙겨 집을 나서던 일들이 머나먼 추억처럼 느껴지더군요. 다른 사람의 일 같았습니다. 물속에 낚싯대를 드리우고 온몸으로 계절이 바뀌는 것을 목격하며 삶의 펄떡임을 느꼈던 날들이 너무도 그리웠습니다. 마치 낚싯바늘에 꿰어진 채 펄떡임이 잦아들면서 숨이 꺼져가는 물고기 신세처럼 점점 삶의 빛이 꺼져가고 있었습니다.

더 나빠질 것도 없다,
줄기세포 치료에 희망을 걸어보자

루게릭병 진단을 받은 그해 2월부터 10월까지 꾸준히 병원 치료를 받았지만, 상태가 호전되지 않아 낙담하고 있을 때였어요. 우연찮게 대학 동기를 통해 줄기세포 치료 권유를 받았습니다. 그즈음엔 혼자 걸을 수도 없는 것은 물론이고, 호흡도 힘들어진 상태라 루게릭병이 더는 진행되지만 않아도 좋겠다고 생각하던 차였지요. 문제는 줄기세포를 맞으려면 일본으로 가야 한다는 거였습니다. 그러한 몸 상태로 비행기를 타는 게 불안했고 줄기세포에 대한 확신도 없는 상태였습니다. 그래서 줄기세포 치료를 바로 결정하지 못하고 고민하고 있었습니다.

머릿속에서 이런저런 복잡한 생각들이 맴돌았습니다. 하지만 하루하루 눈에 띄게 진행되는 병 상태를 보건대, 이러다간 금세 와상 환자가 될 것 같더군요. 마냥 고민만 할 수는 없었습니다. '그래, 여기서 더 나빠지면 아예 손을 써볼 수도 없을지 몰라. 상태가 더 악화되기 전에 뭐라도 해보자.' 마지막 기회라는 생각으로 일단 줄기세포 치료를 받기로 했습니다.

그런데 난관은 또 있었습니다. 루게릭병 환자들의 줄기세포 치료가 그리 수월하지 않다는 걸 알게 됐습니다. 루게릭병 환자들은 살이 빠지면서 근육이 소실되고, 몸에 있던 지방까지 함께 없어집니다. 보통 줄기세포는 지방에서 채취하는데 지방이 너무 빠져서 줄기세포 채취가 어려운 경우가 많다고 하더군요. 그러나 천만다행으로 제게는 뱃살이 조금 남아 있었습니다. 아내가 볼록 나온 배 좀 어떻게 해보라며 잔소리하곤 했는데, 구박덩어리 뱃살이 너무도 소중한 존재가 된 것이지요. 애초의 걱정과는 달리 어렵지 않게 지방 채취를 할 수 있었습니다.

지방을 채취하고 여러 가지 검사 과정을 거치며 줄기세포가 배양되는 기간을 기다렸습니다. 그러는 몇 주 동안 몸 상태는 하루가 다르게 나빠지고 있었기에 불안함은 더욱 커져만 갔지요. 줄기세포 치료를 받기까지 제 몸이 조금만 더 버텨주기를, 상태가 더 나빠지지 않기를 간절히 바라고 또 바랐습니다. 마지막일지도 모르는 기회를 허무하게 날려버리지 않도록.

2024년 1월 말, 드디어 첫 줄기세포 주사를 맞았습니다. 저는 이미 걸을 수 없는 상태라 휠체어에 앉아 아내와 아들을 보호자로 대동하고 공항으로 이동했죠. 비행기를 타고 일본까지 다녀와야 하는 일정에 주사까지 맞는 일 자체가 그리 녹록하지 않았습니다. 처음 2박 3일 과정으로 4억 셀을 맞고 와서는 특별하게 달라진 점은 느끼지 못했습니다.

다시 3주 뒤 두 번째 줄기세포 4억 셀을 맞고 왔을 때는 일단 거친 호흡이 현저하게 안정되었습니다. 그리고 피부 가려움증 약을 한번 끊어보았지요. 약을 끊어도 더는 가렵지 않더군요. 그렇게 피부 가려움증에서 해방되고 체중도 조금씩 증가했습니다. 몸이 호전되는 것을 느끼며 줄기세포의 효과에 대한 기대와 희망이 생겨나기 시작했습니다.

휠체어에 앉아 온몸이 굳어가던 내가
혼자서 산책하게 되다

그렇게 3주 간격으로 줄기세포 주사를 맞았습니다. 세 차례 맞고 나서는 휠체어의 힘을 빌리지 않고 혼자 걸어서 비행기를 탈 정도로 호전되었습니다. 루게릭병 환자에게 이건 정말 기적과도 같은 결과입니다. 일본 병원으로 저를 안내하던 현지 가이드를 비롯해 주변 사람들은 놀라움을 금치 못했습니다. 불과 몇 달 전까지만 해도 앙상하게 야윈 몸으로 휠체어에 앉아 거동조차 불편해하던 제 모습을 생생히 기억하고 있으니까요.

"선생님, 이렇게 다시 걸어서 비행기까지 타시다니 정말 믿기지 않아요."

"저도 그래요. 꿈만 같습니다. 줄기세포 치료가 이렇게 효과가 있을 줄은 생각지도 못했습니다."

"선생님, 정말 기적이네요. 기적이에요."

"네, 맞습니다. 제가 몸으로 증명한 기적입니다."

무엇보다도 근육이 점점 줄어드는 루게릭병 환자임에도 몸무게가 꾸준히 늘어나기 시작했습니다. 57kg였던 체중이 63kg까지 증가했습니다. 이 상황을 어떻게 설명해야 할까요? 기적이라는 말 외에는 달리 표현할 말이 없는 상황이 벌어진 것입니다.

그뿐만이 아닙니다. 손 떨림이 줄어들었고 아파트 주차장 정도는 혼자 산책할 수 있을 정도로 병세가 호전되었습니다. 아파트 주변이긴 하지만 자가운전도 가능해졌습니다. 혼자 몸을 가누지도 못했던 제가 운전을 하게 되었던 거예요. 그 사실을 저조차도 믿을 수 없었습니다.

그렇게 3주에 한 번씩 맞던 줄기세포 주사 간격을 4주 간격으로 조정해 여덟 차례 맞은 상태입니다. 현재는 어떤 보조기구 없이도 혼자 500보 정도 걷는 것이 가능해졌어요. 약해진 목 근육 보호를 위해 늘 차고 있던 목 보호대를 풀고 생활했지만 피곤함과 침 흘림도 줄어들었습니다.

줄기세포를 맞고 오면 바로 다시 병원에 10일 정도 입원해 항산화제 처방과 전문 물리치료 및 전신 마사지 등을 통해 집중적으로 상태를 관리했습니다. 시간이 날 때마다 걷고, 서고, 앉기를 반복하며 다리 근육을 위한 운동도 열심히 했습니다. 의사 파업 등 힘든 상황 속에 줄기세포 치료를 받게 되어 늘 감사하다는 긍정적인 마음이 좋은 결과를 내는 데 큰 시너지 효과를 일으켰습니다.

제가 아프고 나서 아들이 전 세계 루게릭병 환자에 대한 논문과 자료를 수없이 찾아보았답니다. 그런데 아직 획기적으로 나아진 사례를 발견하지 못했다고 하더군요. 루게릭병 환자가 저처럼 극적으로 호전된 결과도 보지 못했고요. 하루는 아들이 저에게 이렇게 말하더군요.

"아버지가 바이오스타 줄기세포를 통해 전 세계 최초 루게릭병 완치자 1호가 되었으면 좋겠어요."

저는 아들의 바람이 이루어지길 소망하고 있습니다. 그리고 저와 같은 루게릭병 환자들이 줄기세포 치료를 통해 더 많이 치료되고 더 빨리 호전되기를 바라고 있습니다. 제게 찾아온 기적이 더 많은 이들에게도 일어나기를요.

굳어가던 손으로
다시 젓가락을 쥐다

"류머티즘 증상이 무척 심해지셨어요. 이번에는 약을 조금 추가해서 처방해드리겠습니다."

"언제까지 치료를 받으면 나을까요?"

"심해지는 증상을 억제하고 통증을 줄이려면 약을 평생 드셔야만 합니다."

의사 선생님의 상담을 받고 나와 병원 대기실 의자에 털썩 주저앉았습니다. 제 손에 들린 의료보험 카드에는 '류머티즘 희귀병'이라는 글자가 찍혀 있었죠. 멍한 눈으로 그 글자들을 바라보고 있는데 '약을 평생 먹어야 한다.'는 의사 선생님의 목소리가 윙윙하고 귓가에 울리더군요.

평생 약을 먹어야 한다는 사실도 고통스러운 일인데, 저를 더욱 힘들게 한 것은 약을 먹어도 증상이 나아지지 않는다는 점이었습니다. 약물 부작용은 오히려 몸을 더 망가뜨리고 있었습니다. 날이 갈수록 더 독한 진통제를 먹어야 했고, 약의 종류와 그 수는 점점 늘어만 갔습니다. 그런데도 상태는 좋아지지 않으니, 어느새 저는 절망이라는 단어와 가까워졌습니다.

그날 병원에서 나오는데 봄 햇살이 따사롭더군요. 게다가 바람은 또 왜 그리 달큰하던지요. 저는 한없이 고통스럽고 절망적인데, 홀로 차가운 빙판 위에 서 있는 것만 같은데…. 그런 저를 비웃기라도 하듯 눈이 부실 정도로 화창한 봄날이 얄밉게만 느껴졌습니다.

젓가락조차 쥘 수 없을 만큼
굳어버린 손가락

사실 제가 류머티즘관절염 진단을 받은 건 30년 전입니다. 일종의 자가면역질환으로, 관절과 관절 주위 연골, 뼈, 근육, 인대 등에 자가면역 이상이 발생해 염증과 통증을 유발하지요.

처음부터 고통이 심했던 것은 아닙니다. 초기에는 자고 일어나면 손가락이 붓는 증상이 있었어요. 심한 날은 주먹을 꽉 쥐기 힘들 정도로 손이 붓기도 하고, 잠을 설쳐서 피로감을 느끼기도 했습니다. 당시는 아이들을 키우며 집안일과 회사 일을 병행하던 때라 피로가 누적되어 그런가 보다 생각했지요. 게다가 살림하며 일하는 주부들에게 손가락 저림이나 손목 통증은 흔한 일이기에 심각하게 생각하지 않았습니다.

하지만 손가락 저림과 손이 붓는 증상이 점점 심해지고 통증 역시 더 심해졌습니다. 그래서 병원에 찾아갔더니 류머티즘관절염이라고 하더군요. 사실 처음에는 무척 당황스러웠습니다. 하지만 붓는 증상이나 저림도 시간이 지나면 서서히 풀리곤 했습니다. 통증이 크지 않아 일상생활에는 지장이 없었죠. 류머티즘관절염에 좋다는 영양제를 챙겨 먹고, 무서운 물건을 들지 않고, 손에 심하게 무리가 가는 일을 하지 않는 정도로만 조심했습니다.

살도 많이 빠지고 피곤함을 느꼈지만, 통증이 심하지 않다는 이유로 적극적인 치료를 하지 않았습니다. 하지만 그렇게 방치할 병이 아니었습니다. 류머티즘관절염이 오랜 시간 서서히 진행되면서 제 몸을 망가뜨리고 있었기 때문이죠. 그렇게 류머티즘관절염 진단을 받고 5년이 지난 어느 날, 아주 극심한 통증이 시작되더군요.

손가락 마디마디가 쑤시듯이 아프다가 화끈거리는 열감이 동반되곤 했습니다. 고통이 너무 심할 때는 얼굴을 잔뜩 찡그렸는데, 하도 인상을 쓰다 보니 미간 주름이 움푹 파일 정도가 되었지요. 그렇게 류머티즘관절염으로 통증이 시작되면서 상황은 완전히 달라졌습니다. 양약을 복용해야 했고, 먹는 약도 점점 늘어갔습니다. 약을 먹고 있음에도 병세는 급속도로 심해졌습니다.

병은 제 손가락만 망가뜨린 것이 아닙니다. 서서히 제 삶을 파괴했습니다. 좋아하던 골프도 포기해야 했습니다. 골프뿐만이 아닙니다. 물컵을 잡다가 떨어뜨려 산산조각 내는 일이 다반사였습니다. 손가락 고통이 너무 심해서 사회활동조차 제대로 하기 어려워졌지요. 사람들 앞에서 병을 앓는 모습을 보이는 것이 싫었고, 손을 제대로 쓸 수 없으니 물리적으로도 일하기 어려웠습니다. 증상은 추월차선을 타기라도 한 듯 점점 더 악화일로였습니다. 언제부터인가 엘리베이터 버튼조차 누를 수 없을 정도로 손이 굳어갔습니다.

하루는 식사 미팅이 있었는데, 손가락에 힘이 들어가지 않아 젓가락을 자꾸 놓치는 것이 아니겠어요. 순간 너무도 당황해서 황망한 마음마저 들더군요. 남들 몰래 포크로 대충 식사를 해결하고 돌아온 날, 집에 와서 펑펑 울었던 기억이 납니다. 내 손으로 젓가락을 쥐지 못해 밥을 먹을 수 없는 날이 오리라곤 생각조차 못 했기 때문입니다. 주부로서도 성실했고 사회인으로서도 능력을 인정받으며 살아왔던 저이기에, 자존감이 한없이 바닥으로 추락하는 것을 느꼈습니다.

그것만이 아닙니다. 평생 약을 먹어도 낫지 않는 현실, 아니 약을 먹을수록 부작용만 더해지는 현실이 절망스러웠습니다. 이렇게 고통 속에서 계속 살아야 한다는 게 무의미하게 느껴지더군요. 고통과 싸우며 삶을 지속하는 것이 무슨 의미가 있지? 이러다간 가족들에게 짐만 될 터인데, 이렇게 사는 게 정말 맞는 건가? 몸이 아프니 매사 자신이 없고 짜증만 늘었지요. 어둡고 부정적인 생각에 갉아 먹히는 기분이었습니다.

관절 통증은 물론 골다공증까지, 두 가지 병을 치유한 기적

그러던 중 사돈이 줄기세포 치료로 허리가 좋아졌다는 이야기를 전해주었습니다. 처음엔 믿기 어려웠지요. '그렇게 극적인 치료 효과가 있을 수 있다고?' 미심쩍음을 품고 아들과 함께 바이오스타 연구진을 찾아가 줄기세포 치료에 대한 설명을 들었습니다. 의학적인 설명을 듣고 나니 치료의 원리가 조금은 이해되더군요.

이후 미국 화가 존 컬리슨 씨가 줄기세포 치료로 류머티즘 관절염을 극복하고 다시 그림을 그리게 되었다는 기사를 접했지요. 약통 뚜껑을 여는 게 힘들어 아예 열어놓고 잘 정도였던 그가 줄기세포 치료를 받고 건강을 되찾은 이야기였습니다. 중국에서 치료를 받고 한국에 잠시 머물며 두 다리로 서울 남산을 산책했다고 하더군요. 그의 이야기에 '희망'과 '회의' 사이에서 마음이 요동쳤습니다.

'10년간 수없이 약을 먹으며 치료를 받아왔는데 전혀 호전되지 않았어. 이건 또 다른 희망 고문일지도 몰라.'

'줄기세포 치료는 전혀 다른 방식의 치료법이잖아. 일단 도전해보자. 기회를 놓쳐서 후회하는 것보다는 훨씬 낫잖아.'

2009년 11월, 처음으로 줄기세포 치료를 시작했습니다. 당시 병세가 심각했기에 2억 셀의 줄기세포를 투여했는데, 놀랍게도 기대 이상의 효과가 나타났습니다. 통증이 급격히 줄어든 것이지요. 줄기세포 치료에 대한 지식이 부족했던 저는 약을 바로 끊었습니다. 한 번의 치료로 병이 나을 거라 착각했던 겁니다. 그러다 두 달이 지나며 다시 심한 통증을 겪게 되었고, 약을 재복용하게 되었습니다.

2010년 6월부터 본격적으로 줄기세포 치료를 시작했습니다. 약 두 달 간격으로 중국과 일본을 오가며 정맥으로 2~3억 셀을 투여받았습니다. 2011년 2월 마지막 치료까지 총 일곱 차례 치료를 받았지요. 3차 치료 이후로는 하루 세 번 복용하던 약을 하루 한 번으로 줄일 수 있었습니다. 그 이후 약을 줄였음에도 통증은 현저히 감소했습니다.

의사가 3개월마다 진행한 혈액검사 결과를 보며 "많이 좋아졌다."라고 말할 때마다 제 몸에서 실제로 변화를 확인할 수 있었습니다. 손가락 통증이 심해서 이를 앙다물어야 했던 날들을 생각하면 꿈만 같습니다. 이제는 다시 포크가 아닌 젓가락을 사용해 음식을 먹는 일도 가능해졌습니다. 손이 굳어서 엘리베이터 버튼도 누르지 못했던 일상의 어려움에서도 해방되었습니다.

그뿐만이 아닙니다. 뜻밖의 선물은 제 골밀도가 정상으로 돌아왔다는 것입니다. 골밀도가 약해서 그동안 골다공증 치료도 받던 중이었는데, 이젠 약을 끊을 수 있게 되었지요. 저는, 관절이 아픈 고통에 더해 골밀도까지 떨어져 잘못 넘어지기라도 하면 금세라도 부서질 듯한 유리 몸이었습니다. 하지만 줄기세포가 제 몸을 근본적으로 회복시키고 있다는 것을 절실히 느꼈습니다. 통증이 현저히 줄어들었으며, 관절도 뼈도 튼튼해지는 것을 온몸으로 느꼈습니다.

줄기세포 치료를 하면서 몸만 건강해진 것이 아닙니다. 일상에서 느끼는 소소한 기쁨과 행복을 되찾게 된 것이 무엇보다도 감사한 일입니다. 힘든 내 삶과 달리 햇살은 너무도 눈부시게 빛나서 느꼈던 불쾌감, 제 마음속에 자라나던 부정적인 생각과 절망감도 통증과 함께 사라졌습니다. 그토록 두렵던 겨울의 찬바람도 예전처럼 무섭지 않습니다. 저는 몸도 마음도 더 건강한 사람으로 새롭게 태어났습니다.

제게 찾아온 이 치유의 기회는 무엇과도 바꿀 수 없는 정말 큰 선물입니다. 제 가장 아픈 곳을 오직 하나님만이 아셨을 것입니다. 그래서 그 고통을 거둬 가시고 두 번째 생을 선물해주셨는지도 모른다는 생각이 드네요. 이제 건강을 되찾았으니 다시 봉사와 사명으로 채운 삶을 살아가고자 합니다. 제가 받은 신의 은총과 축복이 빛을 내어 다른 이들의 삶을 밝히는 일에 쓰이기를 간절히 소망합니다.

누워 있어도 좋으니
살아만 있어줘요

벌써 20년 전의 일이네요. 꽃이 흐드러지게 핀 5월의 어느 날이었습니다. 다른 날보다 10여 분 늦게 집을 나선 탓에 전철역까지 헐레벌떡 달려갔습니다. 그런데 그날은 조금 이상했습니다. 집을 나서서 달리는데 다리가 조금 무겁게 느껴지더라고요. 열심히 달리는데 옆에서 걷는 사람들보다 그다지 앞서나가지 못하는 느낌도 들었습니다. 그뿐만이 아닙니다. 전철을 갈아타기 위해 계단을 오를 때도 제 마음과 달리 다리가 천근만근이라 속도를 내지 못하더군요. 최근에 업무가 많아서 야근이 잦았던 탓에 피로가 누적되어 그런가 보다 하며 넘겼습니다.

다행히 지각하지 않고 아슬아슬하게 회사에 도착했어요. 저희 회사는 아침마다 체조로 일을 시작합니다. 빠르게 호흡을 가다듬고 그날도 여느 날처럼 직원들과 함께 체조했습니다. 그런데 도중에 다리에 힘이 풀려 풀썩 주저앉고 말았습니다. '아침에 달렸더니 다리에 힘이 빠졌나 보네.' 그런 생각에 다시 일어났는데 다리에 힘이 잘 들어가지 않았어요. 그게 시작이었습니다.

그날 이후로 제 몸에는 이런저런 증상들이 나타났습니다. 하루는 출근해서 일하던 도중 갑자기 발바닥이 너무 아팠어요. 의자에서 몸을 일으켜 한 발자국 내디뎠는데 통증이 너무 심해서 "아악!" 하고 비명을 질렀지요. 뼈에 금이 갔나 할 정도로 극심한 통증이 갑자기 찾아왔습니다. 비명을 들은 사무실 사람들이 깜짝 놀라서 쳐다보더군요. 발을 붙잡고 주저앉은 저를 본 옆자리 김 과장이 걱정스러운 눈으로 물었습니다.

"박 과장, 왜 그래? 혹시 발목 삐었어?"

"아니, 갑자기 발바닥이 너무 아파서…."

"발바닥이? 자기 며칠 전에 체조하다가 넘어지지 않았어? 혹시 그때 다친 게 지금 사달이 난 건가?"

"아니야, 그날은 아프진 않았거든. 그런데 오늘은 뼈에 금이 간 것처럼 아프네."

"박 과장, 안 되겠다. 지금 얼굴색도 너무 안 좋아. 부장님께 말씀드리고 어서 병원에 가보는 게 좋겠어."

덜컥 겁이 나더군요. 며칠 전 체조하다 다리에 힘이 풀려 주저앉은 것도 그렇고, 최근 들어 손가락 중간 마디가 욱신욱신 시큰시큰 쑤시는 통증도 자주 나타났기 때문입니다. '혹시 큰 병이면 어쩌지?' 하는 두려움이 엄습했습니다. 그리고 그 두려움은 저에게 절망으로 돌아왔습니다. 그렇게 저는 류머티즘관절염 진단을 받았습니다. 2005년 5월, 제 나이 40세의 일입니다.

하루아침에 사그라드는
촛불이 되었다

그때부터 류머티즘관절염의 지독한 고통 속에 빠져들었습니다. 다른 이들이 일상에서 대수롭지 않게 하는 것들이 제게는 너무도 어려운 일이었습니다. 언제부터인가 숟가락질도 힘들어지기 시작했고, 물컵을 드는 것도 점점 어려워졌지요. 집안일은커녕 제 몸 건사하기도 힘들어졌습니다. 너무 고통스러워서 편히 자본 날이 없습니다. 잠을 못 자니 몸도 마음도 더 피폐해져만 갔습니다.

그런 저를 엄마가 돌봐주셨습니다. 일흔이 다 되어가는 엄마가 집안일이며 제 병 수발이며, 고생하는 모습을 지켜보는 것도 마음이 편치 않았습니다. 너무 힘들 때는 저도 모르게 짜증과 투정을 엄마에게 쏟아내곤 했는데, 그마저도 다 받아 주셨어요. 그렇게 엄마의 보살핌과 사랑에 기대어 마음을 다 잡고 하루하루 버틸 수 있었습니다.

그러다 한번은 친구에게서 안부를 묻는 전화가 왔습니다. "여보세요."라고 말을 하는데 턱이 너무 아파서 입을 벌릴 수가 없었습니다. 수화기 너머로 "영지야, 영지야… 여보세요? 내 목소리 안 들리니?" 친구가 재차 묻는데, 저는 턱을 붙잡고 신음하고 말았지요. 아픈 턱을 붙잡고 엉엉 울어버렸습니다. 수화기 너머에서 제 이름을 부르는 친구의 목소리가 아득하게 멀어지는 느낌이더군요. 제 상태를 아는 친구는 그렇게 한참 동안 말없이 제 울음소리를 들어주었습니다.

병원에 다니며 치료하는 중에도 몸 상태는 급격히 나빠졌습니다. 약물치료가 그다지 효과를 발휘하지 못했기 때문입니다. 2009년도부터는 완전히 침대 생활을 하게 되었습니다. 마치 말라비틀어진 고목 나무처럼 제 몸은 굳어가기 시작했고, 쉬이 망가졌습니다. 목이 돌아가지 않아 몸을 제대로 움직일 수 없었습니다. 팔도 여러 번 빠졌습니다. 최대한 충격을 완화하기 위해 관절마다 베개를 받쳐 놓았지요. 계단을 걸어서 내려간다는 건 이제 상상도 못 할 정도로 상태가 심각했습니다. 화장실조차 걸어서 가지 못할 정도였으니까요. 그렇게 류머티즘관절염과 꼬박 6년을 싸웠습니다.

하루하루 고통스러운 날들이었습니다. 하룻밤 자고 나면 몸이 더 나빠지는 걸 느꼈어요. 마치 촛불의 심지가 타들어가는 것처럼 제 수명이 줄어드는 게 눈에 보일 정도였습니다. 게다가 온몸 마디마디가 다 아팠습니다. 통증이 저를 사로잡아 잠식했습니다.

몇 년 동안 집에만 있다가 지푸라기라도 잡는 심정으로 이 것저것 시도했습니다. 한약도 먹어보고, 생약도 먹어보고 좋다는 것은 다 해봤습니다. 부모님에게 의탁하는 삶이 괴로워 소변을 쓰는 민간요법까지 시도해봤지만 나아지지 않았습니다.

줄기세포는 우리 가족을 살려준
기적과 사랑의 선물

그러던 중 인터넷을 통해 우연히 줄기세포를 알게 되었습니다. 저는 나름 꼼꼼한 성격이라 류머티즘관절염 진단을 받은 후, 제 병에 대해서도 아주 세세히 공부했습니다. 친구의 도움을 받아 줄기세포 치료에 대해서도 이것저것 최대한 알아보았지요. 왠지 희망을 걸어도 좋겠다는 생각이 들었습니다. 한번 해보자는 마음으로 휠체어를 타고 일본에 가서 줄기세포를 맞았습니다.

그리고 그야말로 놀라운 변화를 경험했습니다. 시술한 지 일주일 만에 부축을 받아서 12m를 걸었습니다. 기적적으로 생애 두 번째 걸음마를 뗄 수 있게 된 것입니다. 침대에만 누워만 있다시피 했던 제가, 화장실도 기어서 가던 제가 12m를 걸었다는 건 말 그대로 기적입니다.

한 달 뒤에 다시 시술했습니다. 이번에는 몸이 가뿐해지는 느낌이 오더군요. 걸음이 빨라지고 온몸의 붓기가 싹 빠졌습니다. 저를 짓누르던 어둠의 사자 같았던 통증도 거의 사라졌습니다. 일단 통증이 사라지니 "아, 살 것 같다."라는 말이 절로 나오더군요. 숨쉬기가 쉬워지고, 삶의 생동감이 찾아오고, 마치 새로운 삶이 다시 시작되는 기분이었습니다. 그렇게 저는 두 번째 삶을 맞이했습니다.

줄기세포 치료를 시작하면서부터 일상에서 할 수 있는 일이 하나둘씩 생겨났습니다. 컵도 들 수 없던 제가 물병을 번쩍 들고 손가락을 자유자재로 움직이며 만두를 빚었습니다. 상체를 완전히 다 쓸 수 있는 상태에서 세 번째 시술을 받았고, 휠체어에서 일어나 혼자 걸었습니다. 그리고 나선 그동안 하고 싶었으나 못 했던 상담 공부를 시작했습니다.

어떻게 이런 일이 일어났을까요? 기적이라는 게 있다면 제가 몸소 체험하고 있는 게 분명했습니다. 사그라들어가던 촛불 같던 제 삶에 다시 희망의 불꽃이 피어올랐습니다. 몸을 전혀 움직일 수 없었던 제가 몸을 일으킬 수 있었던 건 줄기세포 덕분이었습니다. 면역체계가 정상적으로 가동되는 것 같았어요. 저는 이제 류머티즘관절염 완치 판정을 받았습니다.

제가 병마와 싸우는 과정에서 가장 큰 힘이 된 것은 가족의 사랑입니다. 6년간 엄마가 저 몰래 흘리신 눈물이 얼마나 많은지 저는 잘 알고 있어요. 그걸 지켜보시는 아버지 마음도 연신 무너져내렸을 겁니다. 첫 줄기세포를 맞고 제 몸이 회복되자 엄마는 눈물을 흘리며 연구원 분들에게 계속 고개를 숙여 감사하다는 인사를 하셨지요. "제 딸을 살려주셔서 감사합니다. 살려주셔서 정말 감사합니다."

류머티즘관절염으로 고통스러워하던 시절, 제 몸 구석구석에 베개를 받쳐주던 엄마가 늘 하시던 말씀이 있어요.

"누워만 있어도 좋으니 살아만 있어줘."

엄마의 그 말을 들으며 저는 못난 소리를 하곤 했습니다.

"이런 몸으로 살아서 뭐하나 싶어. 이렇게 짐만 되고."

"엄마 앞에서 그게 무슨 소리야. 나는 우리 딸이 곁에 있어서 이렇게 좋은데."

이제 건강해진 저는 알츠하이머병에 걸린 엄마를 간호하고 있어요. 엄마가 저를 돌봐줬던 것처럼요. 제가 건강해져서 엄마를 간호할 수 있다는 게 얼마나 감사한지 모릅니다. 류머티즘관절염을 치료하지 못했다면, 알츠하이머병에 걸린 우리 엄마를 누가 돌봐줄 수 있었겠어요. 지금은 제가 엄마에게 이렇게 말합니다.

"엄마, 누워만 있어도 좋으니 살아만 있어줘."

줄기세포는 우리 가족을 살려준 기적과 사랑의 선물입니다. 혹여 류머티즘관절염으로 고통받는 분이 계신다면 병이 더 심해지기 전에 하루라도 빨리 줄기세포 치료를 받으시길 권합니다. 자가면역질환으로 조직이 완전히 변형되기 전에 줄기세포 치료를 하면 완전히 극복할 수 있습니다. 이 병은 진행이 빠르고, 통증이 참기 힘들 정도로 극심합니다. 몸뿐 아니라 '나'라는 존재 자체, 그리고 삶 전체를 파괴합니다.

단 하루를 살더라도 우리의 삶은 소중하잖아요. 삶이 더 무너지기 전에 빨리 희망의 빛을 잡으세요.

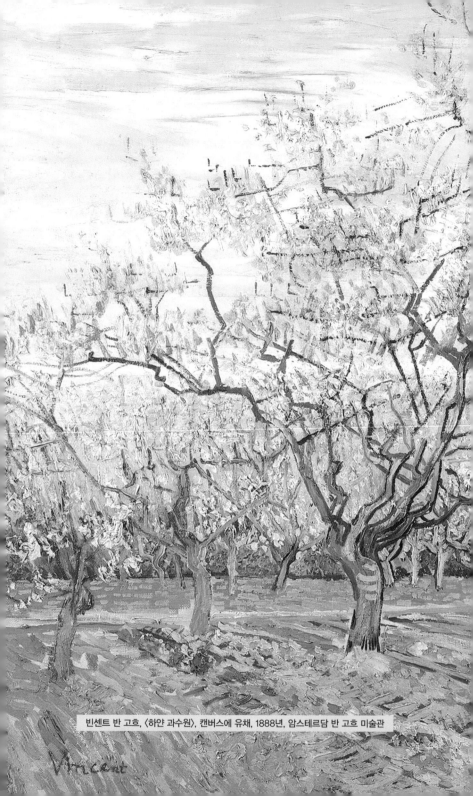

빈센트 반 고흐, 〈하얀 과수원〉, 캔버스에 유채, 1888년, 암스테르담 반 고흐 미술관

Vincent

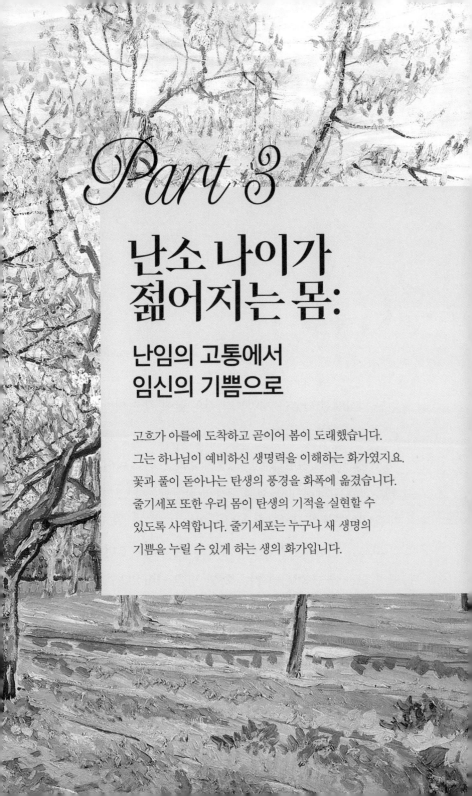

Part 3

난소 나이가
젊어지는 몸:

난임의 고통에서
임신의 기쁨으로

고흐가 아를에 도착하고 곧이어 봄이 도래했습니다.

그는 하나님이 예비하신 생명력을 이해하는 화가였지요.

꽃과 풀이 돋아나는 탄생의 풍경을 화폭에 옮겼습니다.

줄기세포 또한 우리 몸이 탄생의 기적을 실현할 수

있도록 사역합니다. 줄기세포는 누구나 새 생명의

기쁨을 누릴 수 있게 하는 생의 화가입니다.

고대에서 현대까지,
난임은 인류의 숙제

인류 역사에서 난임은 개인과 가정의 삶에 깊은 영향을 미치는 중대한 의학적·사회적 과제였습니다. 결혼한 부부가 자식을 원하는 것은 자연스러운 소망이지요. 그런데 아이가 생기지 않으면 감당해야 할 심적 고통이 상당합니다. 그리고 이는 개인이나 부부의 문제로만 끝나지 않습니다.

2024년 건강보험공단에서 발표한 데이터를 보면 전국의 난임 환자 수는 2023년 기준 25만 명을 넘어섰다고 합니다. 병원에서 난임으로 진단받은 여성이 16만 명, 남성은 9만 명에 이른다고 하네요. 세계보건기구WHO는 전 세계 성인 인구의 난임 평생 유병률, 다시 말해 평생 살면서 한 번 이상 난임을 경험하는 비율을 17.5%로 집계했습니다.

현재 우리나라 부부 7~8쌍 중 한 쌍이 난임으로 고생하고 있는 것으로 추정됩니다. 더구나 결혼 연령이 늦춰지면서 40대 이후 결혼하는 이들도 많습니다. 40, 50대의 여성이 자연 임신으로 아이를 낳기란 쉽지 않습니다. 그렇다면 이런 문제들을 해결할 방안이 필요하지 않을까요?

인류의 역사와 함께해온
난임 문제

난임의 고통은 비단 현대인만이 겪는 일이 아닙니다. 우리 과거사에도 아이를 낳지 못한 여성이 집에서 쫓겨났다거나, 남자가 다른 여성과 아이를 낳아온 이야기들을 심심찮게 들어봤을 겁니다. 난임은 여성만의 문제가 아닌데도 그런 비상식적인 일들이 많았지요.《성경》에도 난임으로 고통받다가 기적적으로 아이를 얻게 된 두 여인의 감동적인 이야기가 나옵니다.

첫 번째는 아브라함의 아내 사라입니다. "여호와께서 말씀하신 대로 사라를 돌보셨고 여호와께서 말씀하신 대로 사라에게 행하셨으므로 사라가 임신하고 하나님이 말씀하신 시기가 되어 노년의 아브라함에게 아들을 낳다." 〈창세기〉 21장에 나오는 이야기입니다. 90세의 고령에도 불구하고 사라는 첫아들을 얻는 기쁨을 경험합니다.

두 번째는 사무엘의 어머니 한나입니다. "한나가 임신하고 때가 이르매 아들을 낳아 이름을 사무엘이라 이름하였으니 이는 내가 여호와께 그를 구하였다 함이더라." 〈사무엘상〉 1장에 나오는 이야기입니다. 오랜 기간 자녀가 없어 괴로워하던 한나는 간절한 기도를 드린 끝에 사무엘을 낳았습니다. 이러한 기록들은 난임이 얼마나 보편적이고 중요한 문제였는지를 보여줍니다. 비단 현대인만의 문제가 아니란 뜻이지요.

현대 의학의 눈부신 발전에도 불구하고, 난임은 여전히 많은 부부의 삶에 깊은 그림자를 드리우고 있습니다. 세계보건기구는 난임을 '12개월 이상 정기적인 성관계를 가졌음에도 임신에 실패하는 질병'으로 정의하고 있습니다. 이는 단순한 의학적 상태를 넘어 심리적·사회적으로도 큰 영향을 미치는 복합적인 건강 문제입니다.

우리나라의 경우, 전례 없는 저출산 문제와 함께 난임 환자가 급격히 증가하는 추세입니다. 건강보험심사평가원의 자료에 따르면, 2021년 난임 치료를 받은 환자는 약 25만 2,000명입니다. 2017년과 비교하면 그 숫자가 20.9% 이상 증가했습니다.

특히 주목할 만한 것은 건강보험 적용을 받는 난임 시술 이용자 수가 2017년 1만 2,569명에서 2021년 14만 3,999명으로 약 10배 이상 급증했다는 점입니다. 난임이 증가하면 출생률이 낮아질 수밖에 없고 난임에 들어가는 사회적 비용도 증가합니다. 따라서 난임이 더 이상 개인의 문제가 아닌 사회적 과제로 대두되고 있음을 알 수 있습니다.

난소의 노화가 가져오는
건강상의 문제들

특히 여성 난임 환자의 수 또한 증가하는 추세입니다. 국내 한 연구진이 국제학술지 〈임상 및 실험 산부인과CEOG〉에 발표한 논문에 따르면 2019년 5월부터 11월까지 '서울시 남녀 임신 준비 지원 사업'에 참여한 20~45세 임신 준비 여성 2,274명을 분석한 결과 19.48%(443명)가 난임을 경험한 것으로 나타났습니다.

난소는 인체에서 가장 빠르게 노화가 진행되는 장기 중 하나입니다. 여성이 태어날 때 보유하고 있는 난자의 수는 100~200만 개에 달하지만, 이는 시간이 지남에 따라 급격히 감소합니다. 사춘기에 이르면 30~50만 개로 줄어들고, 37세가 되면 약 2만 5,000개, 그리고 폐경 연령인 51세경에는 약 1,000개 수준까지 감소합니다. 이러한 난자 수의 감소는 자연스러운 노화 과정이지만, 현대사회에서 출산 연령이 늦어지면서 더욱 중요한 의학적 과제가 되고 있습니다.

이러한 문제를 해결하기 위해 줄기세포 치료가 불임과 난임에 효과가 있는지를 연구했습니다. 그 결과 줄기세포 배양액 자체가 난자 성숙에 효과가 좋다는 걸 알아냈고, 늙은 쥐에 배양액을 주사했더니 새끼를 잘 낳는 걸 확인할 수 있었습니다. 그뿐만이 아닙니다. 항산화 효과에도 탁월했지요. 그러던 차에 지방유래 줄기세포 배양액도 효과가 있지만 양막유래 줄기세포 배양액이 훨씬 효과가 좋다는 걸 알아냈습니다. 줄기세포를 활용한 난소 노화역전 및 항산화 효과에 관한 새로운 가능성을 발견한 것입니다. 이에 대해서는 이후 보다 자세히 살펴보려 합니다.

난소가 노화하는 주요 원인 중 가장 먼저 꼽을 수 있는 것은 '산화적 스트레스'입니다. 세포 내 활성산소의 과다 생성과 항산화 방어 시스템의 약화는 난소 기능을 점진적으로 감소시키죠. 이러한 변화는 미토콘드리아의 기능 저하로 이어져 세포의 에너지 생산에 문제를 일으키고 DNA 손상이 축적되면서 단백질의 변성이 발생합니다. 난자의 질이 저하되면 임신 가능성은 크게 줄어듭니다.

폐경은 난소의 노화에 의해 나타나는 자연적 현상으로 '폐경기'라고 하는 용어는 3개월 이내 월경을 한 폐경 전premeno-pause, 월경이 정지되는 폐경 중perimenopause 및 1년 이상 월경이 없는 그 이후의 시기인 폐경 후postmenopause를 모두 포함합니다. 폐경기 시기에 여성은 갱년기 증상 이외에 골다공증, 동맥경화, 알츠하이머병 등 장기간에 걸쳐 일어나는 증상들을 겪게 됩니다.

특히 심혈관 질환은 폐경 후 여성의 주된 사망 원인이 됩니다. 폐경 후 혈중 여성호르몬의 수준이 감소하면, 혈중 지질 이상과 혈관 내피세포의 기능이 저하되고, 고혈압 등의 대사증후군이 증가하는 경향을 보입니다. 다시 말해 폐경은 여성의 건강 수명과도 직접적으로 연관된다고 할 수 있습니다.

호르몬 대체 요법이 지닌
한계와 부작용

평균적으로 51세가 되면 폐경기에 이른다고 하지만 그보다 이른 나이에 폐경을 맞기도 합니다. 그래서 40세 이전에 난소 기능에 문제가 발생하는 것을 조기 난소 기능 부전Prema-ture Ovarian Failure, POF이라고 합니다. 특히 조기 난소 기능 부전은 여성 불임의 원인 중 하나입니다. 난소 기능뿐만이 아니라 전신에 영향을 미칩니다. 식은땀, 불면증, 기분 변화, 부주의, 골다공증, 혈압 변동 및 심혈관계 질환과 같은 임상 증상이 나타나기도 합니다.

건강보험심사평가원 통계를 보면, 조기 난소 기능 부전 환자는 2010~2022년, 최근 12년 동안 증가하는 추세입니다. 20대는 2.2배가 늘어났고, 30대는 1.8배가 늘었습니다. 난소 기능 이상이나 장애로 진료를 받은 환자 수는 2021년 20만 5,791명으로, 2017년 대비 약 35% 증가했습니다.

이러한 난소의 나이 및 건강 상태에 대해서는 현재 생리 2~5일째 초음파 검사로 강소형성난포Antral Follicle의 개수를 확인하거나 혈액 내 난포자극호르몬Follicle-Stimulating Hormone, FSH, 에스트로겐E2 등 호르몬 수치로 확인하는 방법이 있습니다. 난포자극호르몬 외에도 최근에는 간단한 채혈만으로 '난소 나이'를 측정할 수 있는 항뮬러호르몬Anti-Mullerian Hormone, AMH 검사도 있습니다. 이 검사는 생리 주기에 상관없이 검사할 수 있을 뿐 아니라 폐경 여부 진단에서 우수한 정확도를 보입니다.

AMH 수치는 출생 후 사춘기까지는 매우 낮은 농도로 유지되다가 사춘기가 시작되면 그 수치가 높아집니다. 만 25세 정도에 최고 수치에 이르다가 이후 폐경 때까지 점차적으로 감소해 폐경이 되면 더는 검출되지 않습니다. 따라서 만 25세 이후부터는 난소 기능 검사 수치로 남아 있는 난소 기능을 대략적으로 파악할 수 있습니다.

현재 난소의 기능을 회복시키는 근본적인 치료제는 개발되지 않았습니다. 조기 난소 부전 환자에게는 약물로 만들어진 '합성 여성호르몬'을 지속적으로 복용하도록 해 체내의 여성호르몬을 적정 수준으로 유지하는 호르몬 대체 요법을 시행하고 있습니다. 그러나 이는 의도적으로 여성호르몬을 조절하는 방법이기 때문에 환자 몸에 많은 부작용이 나타날 가능성이 높습니다. 이를 증명하는 자료들도 있지요.

미국 국립보건원National Institutes of Health, NIH이 주도한 여성 건강에 영향을 미치는 주요 질환과 요인을 이해하고 예방하기 위한 대규모 연구인 WHIWomen's Health Initiative에서 여성호르몬 요법에 대한 장기 임상시험을 했습니다. 한데 임상시험 도중 유방암, 심장마비, 뇌졸중, 심혈관 관련 등의 심각한 부작용이 나타나 임상시험을 중단하고, 장기 투여를 금지 권고한 바 있습니다. 여성호르몬 요법으로는 안면 홍조, 불면증 등 호르몬 결핍에서 오는 증상은 완화되지만, 생식 기능은 완전히 회복되지 않음이 밝혀졌습니다.

따라서 여성호르몬 요법은 난소 기능을 회복하는 데는 그다지 효과적인 치료법이 아니라고 할 수 있으며, 부작용이 없는 더 나은 대안이 필요한 상황입니다.

고령에도 자연 임신이
가능해진다

많은 부부가 난임으로 고통받고 있으며, 그 숫자는 해마다 늘어나는 추세입니다. 그리고 시험관 시술이나 그 외 다른 방법들로 임신을 유도하고 있죠. 영국 케임브리지대학교의 생리학자 로버트 G. 에드워즈Robert G. Edwards 교수는 시험관에서 인간의 정자와 난자를 수정하는 데 성공했고, 1978년 세계 최초의 시험관 아기가 탄생합니다. 체외수정In-Vitro Fertilization, IVF 기술을 개발해 시험관 아기의 탄생을 가능케 한 에드워즈 교수는 2010년 노벨생리의학상을 수상했습니다. 체외수정이 지금은 보편화되었지만, 초기에는 상당한 비난이 따르기도 했지요.

물론 자연 임신이 가장 좋습니다. 자연적으로 임신해서 분만하는 것이 생명체의 순리이므로 그렇게 하면 산모도 아기도 건강합니다. 이와 달리 인위적으로 아이를 낳게 하려면 호르몬제를 맞아 과배란을 유도해야 하는데, 당연히 여성들 몸에 무리가 갑니다. 사실 신체에 상당한 손상을 주는 행위입니다. 다시 말해 지금 하고 있는 인공수정 방식의 시험관 난임 치료는 여성들 몸을 손상시키면서 아기를 낳게 하는 것이지요.

하지만 자연 임신이 되지 않아 고통을 겪다 보니 몸이 손상되더라도 이런 방법을 택하는 것입니다. 앞서 살펴봤듯이 여성의 난소가 제 기능을 하지 못하면서 조기 폐경이 올 확률이 높아지고 있으며, 이는 난임의 원인이 되기도 합니다. 그리고 지금 시행하는 여성호르몬 요법은 그 부작용이 적지 않음을 살펴봤습니다. 손상되거나 노화한 세포를 다시 건강한 정상 세포로 돌리면 좋겠지만 여성호르몬 요법으로는 그게 쉽지 않습니다. 그렇기에 줄기세포 치료가 희망적인 해답이 될 수 있는 것입니다.

줄기세포에서
난임의 치료법을 발견해내다

전 세계의 연구자들은 처음에는 중간엽줄기세포를 통해 조직 복구 및 재생 치료를 위한 방법만을 개발했습니다. 하지만 이제는 항산화 요법에 대한 방법으로 관심이 증가하고 있습니다. 중간엽줄기세포는 항산화 효소를 분비해 활성 산소를 제거함으로써 항산화 효과를 직접적으로 나타낼 수 있습니다. 또한 다른 세포의 항산화 방어기작을 간접적으로 상향 조절할 수도 있습니다.

중간엽줄기세포는 체내 염증 반응을 개선하고 세포 호흡과 미토콘드리아 기능을 향상시킵니다. 또한 미토콘드리아가 항산화 작용을 발휘할 수 있도록 도와줍니다. 이 외에도 이식된 중간엽줄기세포는 난소를 절제한 쥐에서 항산화인자의 상향 조절된 발현을 통해 산화 손상을 감소시켜 난소 기능을 회복시켰습니다. 또한 중간엽줄기세포는 자가 이식된 난소 조직에서 항산화 효소인 SOD Superoxide Dismutase 활성을 증가시켜 혈액 공급이 원활하도록 해줌으로써 산화적 스트레스 손상을 감소시켰습니다. 그리고 이를 통해 난소의 기능을 향상시켰습니다.

이에 착안해 바이오스타 연구진은 서울대학교 수의과대

학 연구진과 함께 연구를 수행했습니다. 지방유래 중간엽줄기세포와 그 배양액의 항산화 작용을 통해 난소 기능 및 난자의 질이 저하되는 것을 억제시킬 수 있을 것으로 기대한 것이지요.

첫 번째로, 줄기세포 배양액을 이용한 난소 노화 개선 연구 중 최근 발표된 연구 결과에 따르면, 인간 지방유래 중간엽줄기세포 배양액(ASC-CM)의 정맥 주사가 고령 생쥐의 생식능력을 향상시키는 것으로 나타났습니다. 이 연구는 4개월령과 6개월령의 암컷 생쥐를 대상으로 진행되었으며, 줄기세포 배양액의 투여 빈도와 간격에 따른 효과를 분석했습니다.

본 연구 결과 생리식염수를 투여한 대조군에 비해 인간 지방유래 중간엽줄기세포 배양액을 8일 간격으로 3회 또는 4일 간격으로 6회 투여했더니, 4일 간격으로 6회 투여한 생쥐에게서 착상되는 태아 수가 대략 2배가량 높게 나타났습니다.

분자생물학적 분석 결과, 인간 지방유래 중간엽줄기세포 배양액 투여는 난소와 자궁 조직에서 항산화 효소 유전자인 gpx1(글루타티온 과산화효소)과 카탈라아제(catalase, 과산화수소를 물과 산소로 분해하는 효소로, 간, 적혈구, 신장에 들어 있다)의 발현을 증가시켰습니다. 특히 6개월령 생쥐의 난소에서 이러한 유전자들의 발현이 눈에 띄게 증가했습니다. 그리고 자궁 조직에서는 세포사멸 관련 유전자의 발현이 감소해 착상에 유리한 환경이 조성되었음을 확인했습니다.

이 연구에서 놀라운 점을 밝혀낼 수 있었어요. 줄기세포를 직접 투여하지 않고 배양액만으로도 난소 기능이 좋아진다는 점입니다. 그리고 투여 빈도를 높일수록 항산화 효과가 증가한다는 사실입니다. 무엇보다 고령 생쥐에서 뚜렷한 효과를 보임으로써 이 연구 결과는 고령 여성의 난임 치료에 새로운 가능성을 열어주었지요.

두 번째로, 배아의 체외 배양 과정에서 발생하는 산화 스트레스를 감소시키기 위해 인간 지방유래 중간엽줄기세포 배양액의 기본 배양액 종류에 따른 효과를 비교한 연구 결과가 발표되었습니다. 이 연구는 체외 수정된 생쥐 배아를 대상으로 두 가지 다른 기본 배양액으로 제조된 인간 지방유래 중간엽줄기세포 배양액의 항산화 효과를 분석했습니다. 연구 결과, 줄기세포 배양액 제조 시 특정 배양액으로 사용했을 때 더 효과적인 항산화 작용을 나타낸다는 것을 확인했습니다. 이는 체외수정 시술에서 배아 배양액의 품질을 개선하는 데 중요한 기초 자료가 될 것입니다.

그다음으로는 난임과 관련되어 배아에 줄기세포 배양액이 영향을 주는지 확인하는 연구를 수행했습니다. 배아 체외 배양 과정에서 발생하는 산화 스트레스를 감소시키기 위한 새로운 접근법입니다. 인간 지방유래 중간엽줄기세포 배양액과 양막유래 중간엽줄기세포 배양액(AMSC-CM)의 항산화 효과를 비교한 연구 결과를 발표했습니다.

두 배양액을 비교한 결과, 양막유래 중간엽줄기세포 배양액이 지방유래 중간엽줄기세포 배양액보다 더 효과적인 항산화 작용을 나타낸다는 것을 입증했습니다. 특히 FoxO 신호전달 경로를 통한 항산화 효소의 발현 증가가 주요 기전임을 밝혔으며, 이는 체외수정 시술의 배아 배양 조건을 개선하는 데 중요한 기초 자료가 될 것입니다.

난임 치료를 넘어
여성의 삶의 질을 높여주다

이러한 도전으로 줄기세포 치료는 난임 치료의 새로운 지평을 열고 있습니다. 특히 기존의 호르몬 대체 요법이 가진 한계를 극복하고, 난소 기능을 근본적으로 회복시킨다는 점에서 큰 기대를 모으고 있지요. 더욱이 이러한 연구는 단순한 난임 치료를 넘어 여성의 전반적인 건강과 삶의 질 향상에도 크게 기여할 것인지라 기대감이 큽니다.

120세까지의 건강한 장수는 더 이상 먼 미래의 꿈이 아닙니다. 줄기세포를 이용한 난자 역전노화 연구는 난임으로 고통받는 이들에게 새로운 희망을 제시할 뿐만 아니라, 인류의 건강한 수명 연장을 위한 중요한 초석이 될 것입니다.《성경》에 기록된 사라와 한나의 이야기처럼 현대 의학의 발전은 난임으로 고통받는 이들에게 새로운 기적의 가능성을 열어주고 있습니다.

　이제 우리는 새로운 시대의 문턱에 서 있습니다. 엔젤줄기세포 연구를 통한 난임 치료의 혁신은 단순히 의학적 성과에 머물지 않습니다. 많은 이의 삶에 희망과 기쁨을 가져다줄 것입니다. 지속적인 연구와 발전으로 더 많은 이들이 부모가 되는 꿈을 이루고, 행복한 가정이 많이 늘어나기를 희망합니다.

갑상샘항진증을 극복하고
아이를 만났습니다

강릉에서 남편과 호텔을 운영하는 저는 한때 갑상샘항진증으로 고통스러운 나날을 보냈습니다. 갑상선은 목 앞부분에 위치한 나비 모양의 내분비 기관으로, 신체의 에너지 수준을 조절하고 체온 유지, 심장 박동과 성장에 중요한 역할을 합니다. 그러나 이 중요한 기관에서 호르몬이 과도하게 분비되면서 제 몸은 빠르게 쇠약해져 갔습니다. 갑상샘항진증은 자가면역질환 중 하나로, 몸의 에너지가 과도하게 소모되어 극심한 피로와 체중 감소, 손 떨림 등의 증상을 동반합니다.

처음에는 단순한 피로로 여겼지만, 증상은 점점 악화되었습니다. 주변 사람들의 물음이 쏟아졌습니다. "왜 이렇게 살이 빠졌어?", "손을 왜 이렇게 떨어?" 물을 마시려고 컵을 들면 손이 덜덜 떨렸고, 심지어 컵을 떨어뜨린 적도 있었습니다. 설거지할 때 그릇이 무겁게 느껴져 버거웠고, 몇 번이고 그릇을 놓치곤 했습니다. 그런 날들이 반복되면서 일상생활 자체가 어려워졌습니다.

누가 봐도 아파 보일 정도로 살이 빠지고, 거울을 볼 때마다 눈에 띄게 앙상해진 몸이 낯설게 느껴졌습니다. 머리카락은 한 움큼씩 빠져 매일 아침 빗질할 때마다 절망감이 밀려왔습니다. 몸은 극도로 쇠약해졌고, 사소한 움직임도 힘에 부쳤습니다. 특히 골프는 저의 유일한 취미였는데, 골프채조차 들 수 없게 되어 연습도 포기해야 했습니다.

어느 날 친구와 약속을 위해 외출을 준비하던 중 옷을 입기가 버거워 눈물이 터졌습니다. '내가 이대로 살아갈 수 있을까?'라는 생각이 머릿속을 떠나지 않았습니다. 주변 사람들의 걱정과 의심 섞인 시선을 감당하기도 힘들었고, 저 자신조차 스스로를 이해하지 못하는 상황이었습니다. 그저 하루하루를 버티며, 모든 에너지를 소모해가던 시절이었습니다.

아이가 생기지 않던
이유를 찾다

결혼한 지 3년이 지나도 임신이 되지 않아 난임센터를 방문한 것이 결정적이었습니다. 검사 결과 갑상샘항진증이 매우 심각한 상태였고, 그로 인해 유산을 경험했음을 알게 되었습니다. 갑상선에서 분비되는 주요 호르몬은 태아의 뇌 발달과 성장에 필수적인데, 병을 치료하지 않으면 수정란이 착상되지 않을 뿐 아니라 시험관 시술조차 불가능하다는 이야기를 들었습니다. 시부모님의 권유로 갑상샘항진증 치료와 함께 줄기세포 치료를 병행하기로 결심했습니다.

갑상선 약을 복용하면서 저는 안구 돌출과 같은 합병증에도 시달려야 했습니다. 눈이 튀어나와 보이는 상태는 단순한 불편함을 넘어서 사람들의 시선을 끌었고, 제 자신감을 앗아갔습니다. 매주 병원을 찾아 눈 근육에 스테로이드 주사를 맞으며 버티는 것은 고통스럽고 지치는 과정이었습니다. 동시에 2019년 5월부터 2주 간격으로 줄기세포 주사를 시작했는데, 이는 제게 또 다른 희망의 불씨를 지피는 계기가 되었습니다.

주사를 맞은 초기에는 눈에 띄는 변화가 없었지만, 시간이 지나며 몸이 서서히 회복되는 것을 느낄 수 있었습니다. 불안정했던 호르몬 수치가 점차 안정되기 시작했고, 피로감이 줄어들면서 예전과는 다른 활력을 경험할 수 있었습니다. 그로부터 두 달 뒤, 산부인과에서는 제 호르몬 수치가 정상으로 돌아왔다고 말하며 시험관 시술을 권유했습니다. 처음에는 몇 번의 시도가 필요할 것이라던 의료진의 말에 긴장을 늦추지 못했지만, 기적적으로 첫 시도에서 성공했습니다.

처음에는 임신을 시도하는 과정이 너무나 막막하게 느껴졌습니다. 줄기세포 치료를 병행하며 마음 한편에서는 희망과 두려움이 교차했지만, 결과적으로 이 모든 노력은 큰 보상을 안겨주었습니다. 2019년 6월, 세 번째 줄기세포 주사를 맞고 곧바로 임신 소식을 들었을 때의 감격은 말로 다 표현할 수 없었습니다. 오랜 시간 동안 품었던 불안과 두려움은 눈물로 씻겨 내려갔고, 제 안에서 새로운 생명이 자라나고 있다는 사실에 깊은 감사를 느꼈습니다. 임신 중에도 꾸준히 몸 상태를 관리하고, 정기적으로 병원을 방문하며 딸아이가 건강하게 자랄 수 있도록 최선을 다했습니다. 매일 뱃속에서 느껴지는 작은 움직임 하나하나가 저에게 큰 위로와 행복을 주었고, 그 모든 시간이 저를 더욱 강하게 만들었습니다.

결과적으로 건강하고 예쁜 딸아이를 품에 안을 수 있었습니다. 딸아이를 처음 안았을 때, 감격과 눈물로 가득 찬 순간을 맞이했습니다. 따뜻한 체온과 작은 손을 느끼며, 제 삶이 완전히 새로운 국면에 접어들었음을 깨달았습니다. 줄기세포 치료와 시험관 시술은 단순히 저를 엄마로 만들어준 것만이 아니라, 자신을 다시 찾게 해준 기적의 과정이었습니다. 제 몸과 마음이 다시 건강하게 돌아왔다는 것을 확인한 것입니다. 과거에는 몸이 힘들어 작은 일상도 버겁게 느껴졌지만, 이제는 활기차게 아이를 돌보고 함께 웃으며 시간을 보내고 있습니다.

엔젤줄기세포가 빚어준
출산 이후의 삶

줄기세포 치료는 잃어버린 삶의 기쁨과 희망을 회복시키는 문이 되어주었고, 제가 다시 꿈꿀 수 있는 용기를 주었습니다. 딸아이를 키우는 매일이 저에게는 소중한 축복으로 다가오며, 그 모든 순간이 줄기세포 치료 덕분에 가능했음을 알기에 더욱 감사함을 느낍니다.

갑상샘항진증을 앓는 여성은 임신 중에는 신체 기능이 정상화되기도 하지만, 출산 후 다시 약물을 복용해야 한다는 이야기를 흔히 들었습니다. 그래서 저도 걱정을 안고 있었습니다. 그러나 다행히 출산 후에도 제 몸은 정상적으로 유지되었고, 매달 혈액검사를 통해 호르몬 수치가 안정적이라는 결과를 확인할 수 있었습니다. 지금까지도 약물을 복용하지 않아도 되는 상태를 유지하고 있다는 사실은 저에게 큰 위안과 안도감을 줍니다.

특히 제 딸아이의 건강은 제게 더할 나위 없는 기쁨을 선사합니다. 아이의 키와 몸무게는 모두 상위 1%로, 또래 아이들보다 에너지가 넘쳐 활기찬 모습을 보여줍니다. 매일 아침 딸아이가 웃는 얼굴로 저를 반기고, 집안을 뛰어다니며 에너지를 발산하는 모습을 보면 고통과 노력이 헛되지 않았음을 느낍니다. 아이와 함께 시간을 보내며 책을 읽어주거나, 공원에서 손잡고 걷는 평범한 순간들이 얼마나 소중한지 새삼 깨닫습니다.

뿐만 아니라 아이를 키우면서 저 자신도 신체적·정신적으로 더 강해졌음을 느낍니다. 예전에는 작은 일에도 지쳐버렸지만, 지금은 딸아이와 종일 놀아주고도 힘이 남아 가족과 함께 저녁을 준비하며 웃을 수 있습니다. 줄기세포 치료 덕분에 얻은 건강은 단순히 제 몸을 회복시켜준 것뿐만 아니라, 제 가족에게 더 큰 행복을 만들어주었습니다.

난임과 줄기세포에 대해
내가 알게 된 것들

완치에 가깝게 몸이 회복된 이후 줄기세포에 대한 관심 또한 커졌습니다. 그리고 주변 사람들에게도 제가 줄기세포에 대해 알게 된 것들을 전하고 있습니다. 줄기세포 치료는 불임과 난임 문제를 해결하는 돌파구입니다. 결혼과 임신 연령이 점차 늦어지면서 난임 사례가 증가하는 현대사회에서, 줄기세포는 그 자체로 새로운 희망을 상징하고 있습니다. 줄기세포 치료가 가져올 가능성에 대한 연구는 계속되고 있으며, 그 결과들은 점점 더 긍정적인 방향으로 나아가고 있습니다.

서울대학교 수의과대학 라기혜 교수 연구진의 연구는 이 분야에서 중요한 진전을 보여주었습니다. 연구에 따르면 성체줄기세포는 난자의 성숙률을 높이고 배반포 형성률을 증가시킴으로써, 난임 치료의 성공률을 크게 향상시키는 것으로 나타났습니다. 특히 동물실험에서 줄기세포를 활용한 치료는 착상률을 현저히 증가시키는 결과를 보여주었으며, 이러한 성과는 실질적인 난임 해결의 가능성을 더욱 높였습니다.

특히 노령 쥐를 대상으로 한 실험에서는 줄기세포가 배란 유도와 난임 치료에서 탁월한 효과를 발휘하는 것을 확인했습니다. 이는 고령 여성의 난임 문제 해결에도 중요한 돌파구가 될 수 있음을 시사합니다. 줄기세포 치료는 자궁 내 면역 반응으로 인해 수정란이 착상에 실패하거나 조기 유산되는 경우에도 큰 도움을 줄 수 있습니다. 이 치료법은 자궁 내 환경을 안정화하고, 수정란이 자궁 내에서 안정적으로 자리 잡을 수 있도록 도와줌으로써 임신 성공률을 크게 높일 가능성을 보여줍니다.

이러한 연구 결과는 단순히 과학적 발견에 그치지 않고, 실제로 난임으로 고통받는 수많은 사람에게 실질적인 희망을 제공합니다. 더 나아가 줄기세포 치료는 단순히 난임 치료뿐 아니라, 여성의 생식 건강 전반을 개선하는 데에도 중요한 역할을 할 수 있습니다. 이는 앞으로 줄기세포 치료가 불임 및 난임 치료의 중심이 될 수 있음을 강력히 뒷받침하는 사례라 할 수 있습니다.

난임을 극복하고 얻은
쌍둥이 딸

"계류유산이라고요? 그, 그게 무슨 말씀이세요?"

임신 6주 차에 허망하게 아이를 잃었습니다. 그 순간에는 전혀 실감이 나지 않았지만, 병원을 나와 집에 돌아오니 하염없이 눈물이 쏟아지더군요. 한동안 아랫배에 찌릿찌릿한 통증이 있었지만 대수롭지 않게 여겼었지요. 그러다가 약간의 하혈을 겪고 심장이 덜컥 내려앉았습니다. 혹시나 배 속의 아이에게 무슨 일이 생긴 건 아닐까 하는 불안함에 온몸이 떨려왔습니다. 그러다가 결국 이런 일이…. 남의 일이라고만 생각했는데 어떻게 저한테 이런 일이 생긴 건지 도저히 믿을 수가 없었습니다.

저는 30대 후반까지 일만 하다가 뒤늦게 남편을 만나 결혼했습니다. 더 늦으면 안 되겠다는 생각에 결혼하자마자 임신 준비에 온 정성을 쏟았습니다. 다행히 얼마 지나지 않아 임신에 성공했어요. 임신 테스트기에 선명한 빨간색 두 줄 표시를 보고는 뛰는 심장을 겨우 가라앉혔습니다. 일단 남편에게는 말하지 않고 혼자 산부인과를 찾았습니다.

"축하합니다. 임신입니다."

임신 사실을 알리는 의사 선생님의 말씀에 절로 두 손이 모아지더군요. 간절한 제 마음을 알아주시고 은혜를 내려주신 하나님이 떠올랐습니다. 그날 저녁 퇴근한 남편과도 서로 부둥켜안고 기쁨과 감사의 기도를 했습니다. 하지만 임신의 행복도 잠시, 계류유산이라는 청천벽력 같은 일이 찾아왔지요. 소중한 아이를 잃은 후에는 몇 날 며칠 울기만 하면서 한동안 아무 일도 할 수 없었습니다. 습관성유산으로 결국 임신을 포기한 사람들의 사례들을 접하고 나니, 저 역시 다시 그 일을 겪을 수도 있다는 생각에 임신 자체에 대한 두려움까지 생겼습니다.

다행히도 남편의 따뜻한 보살핌과 친정엄마의 위로로 다시 임신 준비를 시작할 수 있었어요. 하지만 1년 가까이 노력해도 아이는 저희 부부를 찾아오지 않았습니다. 남들은 다들 쉽게 임신하고 출산하는 것 같은데 왜 제게는 그런 평범한 행복이 찾아오지 않는지 모든 게 다 원망스러웠습니다.

심각한 아토피가
원인이었을까?

저는 어릴 때부터 아토피로 고통받았습니다. 초등학교 4학년 무렵 악화되었고, 학교에 가는 날보다 가지 못하는 날이 더 많았습니다. 머리끝부터 발끝까지 성한 곳이 없었고, 발 전체가 피투성이가 되어 집 안에서 걷는 것조차 힘들던 시절이 있었습니다. 피부 가려움으로 인해 밤잠을 설친 날들이 대부분이었고, 염증과 통증은 저를 끊임없이 괴롭혔습니다. 당시에 현대 의학은 아토피 치료에 스테로이드 외에는 뚜렷한 대안이 없었습니다. 저는 식이요법, 단식요법, 온갖 민간요법까지 시도하며 치료를 위해 발버둥 쳤습니다. 다행히 고등학교 3학년 무렵 상태가 호전되어 가까스로 대학에 진학할 수 있었지만, 하루라도 피부의 고통에서 벗어나고 싶다는 간절한 바람은 늘 마음속에 자리 잡고 있었습니다.

대학원에 진학한 후에도 치료 방법을 찾던 중, 2009년 처음으로 줄기세포 시술에 대해 알게 되었습니다. 세포를 재생한다는 이 혁신적인 치료법이 난치병인 아토피를 치료할 실마리를 제공할지도 모른다는 희망을 품었습니다. 줄기세포 치료는 당시 국내에 정보가 부족했고, 부모님의 반대 또한 심했습니다.

그러나 저는 어떤 방법으로든 낫고 싶다는 간절한 마음으로 일본으로 건너가 첫 줄기세포 시술을 받았습니다. 2억 셀을 투여받은 다음 날, 비행기 안에서 온몸이 가려워지는 명현 현상을 경험했지만, 몇 주간의 힘든 시간을 지나 피부 상태는 이전보다 확연히 나아졌습니다. 피부가 한 겹씩 벗겨지며 재생되어간다는 사실을 느끼며, 줄기세포 치료의 가능성을 실감했습니다.

그 후 박사과정에 진학하며 미국에서 유학 생활을 시작했습니다. 학업과 아토피 관리에 집중하며 지냈던 그 시절, 피부 상태는 호전과 악화를 반복했지만, 일상생활을 이어갔습니다. 피부 상태가 악화되어 잠을 못 이루는 날이 많았고, 지친 몸과 마음으로 일상생활의 의욕마저 떨어지곤 했습니다. 이러한 상황 속에서도 연구와 공부에 집중하기 위해 끊임없이 몸과 마음을 단련해야 했습니다. 몸의 면역체계가 급격히 흔들린 상황에서 피부 상태가 악화되는 것은 저에게 두려운 일이었습니다. 학업을 마치고 귀국한 후 2세 계획을 서두를 수밖에 없었습니다.

난임에 코로나 백신 후유증까지,
만신창이가 된 몸

난임 검사를 하게 되었습니다. 그런데 AMH 수치가 0.6으로 너무 낮았어요. 의사 선생님은 난소 기능이 많이 저하되었다며 걱정하셨습니다.

"이 수치는 거의 폐경기에 접어든 여성들에게서 나올 법한 수치인데요…. 남은 시간도 부족하고 임신할 확률도 높지 않다는 의미입니다. 그러니 인공수정이 아니라 바로 시험관 시술에 들어가는 게 좋겠습니다."

막연히 수치가 나쁠 수도 있겠다는 생각은 했지만 제가 난임이라는 사실을 알고 나니 심장이 덜컥 내려앉더군요. 노산에 대해 걱정은 했지만 난임이라니. 혹시나 불임이 되면 어쩌나 하는 성급한 걱정까지 저를 덮쳤습니다. 하지만 시간이 없다는 의사 선생님 말씀에 고민하거나 방황하는 시간도 아깝다는 생각이 들었어요. 당장 시험관 시술에 들어가기로 했습니다.

하지만 사람 일은 어찌 그리도 마음처럼 되지 않는 건지요. 엎친 데 덮친 격으로 한 달 뒤에 코로나19 백신 후유증으로 아토피가 심해졌습니다. 가려움증이 너무 심해서 잠도 제대로 잘 수 없을 정도였고, 참다 참다 손톱이 피부를 파고들 것처럼 몸을 긁고 나면 온통 상처가 났습니다. 짓무름과 건조함이 번갈아 생기고 얼굴은 벌겋게 달아오르며 퉁퉁 붓기까지 했습니다.

혹시나 나중에 아이에게도 안 좋은 영향을 미칠까 봐 근본적인 치료를 받아야겠다고 생각했습니다. 그래서 떠올린 게 줄기세포 치료였습니다. 2009년에 줄기세포 2억 셀을 시술한 이후 15년 만에 다시 줄기세포 시술을 시작하게 된 것입니다.

안타깝지만 줄기세포를 투여하는 동안에는 임신 계획을 중단할 수밖에 없었지요. 신혼의 행복을 제대로 누려보지도 못한 채 유산과 난임 그리고 아토피 재발까지 한꺼번에 몰아닥친 시련에 저의 몸과 마음은 만신창이가 된 듯했습니다. 그때는 잠시 '임신이 이렇게나 힘든 일이라면 포기해야 하는 건 아닐까?'라는 극단적인 생각도 하게 되더군요. 하지만 엄마가 되겠다는 간절한 마음이 저를 다시 일으켜 세웠습니다.

줄기세포 시술부터 시험관 시술까지 하나하나 차근차근 받기로 마음을 단단히 먹었습니다. 2023년 7월부터 2024년 1월까지 거의 한 달 간격으로 일곱 차례에 걸쳐서 총 줄기세포 17억 셀을 맞은 후 시험관 시술을 다시 시작하게 되었습니다. 그런데 놀라운 일이 벌어졌습니다. AMH 수치가 0.64에서 1.34로 올라간 것입니다. 아주 좋은 수치는 아니었지만, 나이를 감안한다면 짧은 기간에 큰 폭으로 상승한 것이라 한 줄기

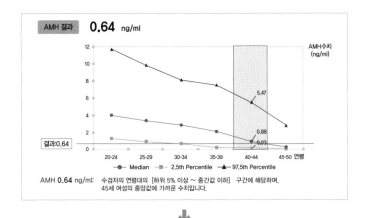

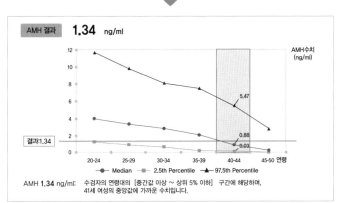

: 난소 기능을 평가하는 AMH 수치 변화.
AMH 수치가 6개월 만에 0.64에서 1.34로 상승했다. 41세 수검자의 난소가 45세 여성의 중앙값에서 41세 여성의 중앙값에 가까운 수치가 되었다.

희망을 본 것 같았습니다.

　이후 10여 일 만에 바로 시험관 1차 과배란 유도를 시작했습니다. 임신 성공률을 높이기 위해서는 월경 주기에 맞춰 매달 하나씩 배출되는 난자를 여러 개 성숙시켜서 건강한 난자를 채취해야 하기에 아주 중요한 과정이었습니다. 매일 같은 시간에 맞아야 하는 주사라서 집에서 맞았는데 제가 겁이 너무 많은 탓에 남편이 대신 놔주었습니다. 난임은 부부가 함께 극복해나가야 하는 일이라는 걸 다시 한번 느꼈지요.

난자를 채취해서 12개 중 11개를 수정했고, 5일 배양 배아 2개를 신선 이식하기로 했습니다. 하지만 시험관 1차 시도는 비임신으로 종료되고 말았습니다. 당시에 신선 이식의 성공 확률이 냉동 이식 성공 확률보다 낮아서 이후에는 냉동 이식으로 진행하게 되었습니다. 다행히 저는 1차 시도 후 바로 시험관 2차 과배란을 시작했습니다. 경우에 따라 몇 달 쉬고 진행하는 사례도 있는데 한시가 급한 저는 그 몇 달의 지연도 야속하기만 했습니다. 마음이 타들어가는 것만 같았으니까요.

시험관 2차에서는 난자를 7개 채취한 후, 5일 배양 배아 3개를 냉동(모두 최상급-AA급)했는데 이때 주치의 교수님이 저의 배아 상태를 확인하고 깜짝 놀라셨습니다.

"마흔의 나이에 이렇게 최상급 배아가 나올 확률은 극히 낮습니다. 아주 드문 경우예요. 몇 년간 이런 경우는 못 봤는데, 정말 놀랍네요."

그때부터는 임신할 수 있겠다는 확신을 얻었습니다.

기적과도 같은
임신의 순간

배아 냉동 후 석 달 만에 7개를 이식한 후에는 이식 13일 차와 17일 차에 각각 임신 여부를 확인하기 위한 HCG 수치 검사를 했습니다. 너무나 감사하게도 HCG 수치가 1,369에서 8,759로 큰 폭으로 오르면서 임신에 성공했다는 확신을 가질 수 있었습니다. 하지만 초음파 검사 날까지 남편 외에는 아무에게도 말하지 않았어요. 혹시나 예전 같은 일이 생기면 어쩌나 하는 불안한 마음에 오히려 차분해지더군요.

제게 임신의 과정은 수행의 시간과도 같았습니다. 저뿐만 아니라 모든 난임과 불임 부부들도 마찬가지입니다. 간절한 기다림과 혹독한 현실을 반복하면서 포기하지 않고 끝까지 최선을 다해 아이를 기다리고 있으니까요. 저와 남편도 오로지 의사 선생님의 말을 따르며 바른 생각과 마음을 유지하려고 최선을 다했습니다. 그리고 드디어 2024년 5월 29일 꿈만 같은 소식을 듣게 되었습니다.

"여기 아기집 2개 보이시죠? 2cm짜리 아기집 2개네요. 임신입니다."

기대와 불안, 희망과 좌절 속에서 속울음을 삼켜야만 했던 지난 시간이 주마등처럼 스쳐 지나갔습니다. 지금도 그날을 생각하면 가슴 한편이 뜨거워집니다. 마흔의 나이에 임신을 준비하면서 포기하고 싶었던 고비 고비마다 저를 다시 일으켜 세워준 건 남편과 줄기세포 시술이라는 한 줄기 빛이었지요.

다행히 그 흔한 입덧도 없이 임신 기간을 잘 보낼 수 있었습니다. 피부 상태가 임신으로 인해 재차 악화되지 않을까 하는 걱정도 있었지만, 비교적 안정적인 상태를 유지할 수 있었습니다.

무엇보다 중요한 것은 아이의 건강과 제 몸의 균형을 유지하는 것이었습니다. 정기적인 진료와 적절한 영양 관리를 통해 건강하게 출산을 준비하고자 노력했습니다. 그해 겨울 저는 사랑스러운 쌍둥이 딸의 엄마가 되었습니다. 물론 마지막 순간까지 저희 출산은 순탄하지만은 않았습니다. 전치태반으로 인한 하혈로 조기출산했고, 출산하자마자 아기들은 인큐베이터에 들어가 있어야 했지요. 하지만 둘 다 건강하게 퇴원했고 지금은 너무나 행복한 하루하루를 보내고 있습니다.

난소 기능 저하 진단을 받았음에도 두 번의 시험관 시술로 쌍둥이를 임신할 수 있었던 것은 줄기세포 시술의 효과가 아니고서는 설명할 수 없습니다. 아토피 치료를 목적으로 시작했던 줄기세포 시술은 제게 새로운 생명을 품게 하는 기적을 선사했습니다. 이 과정을 통해 저는 생명의 소중함과 의학의 가능성을 다시금 깊이 깨닫게 되었습니다.

　저의 엔젤줄기세포 치료 사례가 노산과 난임으로 고통받는 모든 부부에게 작은 희망과 위안이 되길 바랍니다. 성체줄기세포로 불임과 난임을 해결할 가능성은 점점 더 높아지고 있다고 합니다. 특히 임신해도 착상이 오래가지 못해서 계류유산하는 난임 환자들에게 엔젤줄기세포는 임신 성공의 가능성을 높이는 최선의 선택입니다. 이제는 용기를 내서 도전해 보세요.

난임의 고난을 이겨내고
아이 갖기를 꿈꾸다

저는 결혼 9년 차인 직장인 여성입니다. 결혼은 조금 늦은 나이에 했지만, 사랑하는 사람과 함께하는 삶이 행복했습니다. 그러나 시간이 흐를수록 저와 남편은 우리만의 가족을 꾸리고 싶다는 간절한 소망을 품게 되었습니다. 하지만 결혼 3년차가 되도록 임신 소식이 없자, 저는 본격적으로 원인을 찾고 해결하기 위해 시험관 시술을 결심했습니다. 병원에서는 임신에 적합한 전체적인 수치가 조금 부족하지만 큰 문제가 없으니 충분히 가능성이 있다는 진단을 받았습니다. 그 말에 긍정적인 마음을 가지게 되었죠.

하지만 시술 과정은 예상보다 훨씬 더 길고, 험난한 여정이었습니다. 처음에는 그저 새로운 도전이라는 기대로 가득했습니다. 모든 것이 생소하고 신기했습니다. 혼자서 주사를 맞고, 병원을 오가며 각종 검사를 받는 일은 마치 새로운 프로젝트를 준비하는 것처럼 느껴졌습니다. 난자 채취 같은 과정도 어렵다기보다는 특별한 경험처럼 여겨졌습니다. 심지어 출퇴근하며 혼자 주사를 준비하고 몸을 관리하는 과정에서도 큰 힘듦을 느끼지 않았습니다. 오히려 저는 자신감이 넘쳤고, 검사 당일까지도 좋은 결과를 기대하고 있었습니다. 2020년 첫 시험관 시술을 시작으로 저는 총 아홉 차례의 시술을 받았습니다. 그때마다 희망을 품고 도전했지만, 임신의 축복은 저를 비껴갔습니다. 임신 여부를 확인하는 날, 전화 속에서 들려오는 간호사 선생님의 단 한 문장이 저를 한순간에 무너뜨렸습니다.

"HCG 피검사 수치가 0입니다. 약을 중단하세요."

그 짧고 단호한 말은 제 마음을 산산조각 냈습니다. 남편에게 이 사실을 어떻게 전해야 할지, 제 몸이 어떻게 '0'이라는 결과를 낼 수 있는지 이해할 수 없었습니다. 머릿속은 혼란스러웠고, 제 몸과 자신에 대한 실망감이 저를 짓눌렀습니다. '왜 나만 이런 걸까?', '어디서 잘못된 걸까?'라는 생각이 계속해서 떠올랐고, 희망과 자신감으로 가득했던 제 마음은 순식간에 실망과 분노, 슬픔, 그리고 우울로 가득 찼습니다.

난임이 가져온
·······················
좌절감

　그 후에도 저는 포기하지 않았습니다. 2회 차부터는 제 몸을 더 철저히 준비하기로 마음먹었습니다. 꾸준히 운동하고, 보양식을 섭취하며 임신에 좋다는 모든 방법을 시도했습니다. 밤늦게까지 임신 성공 사례를 찾아보며 희망을 다잡았고, 제게 맞는 병원을 찾아 3회 차부터 병원을 옮기기도 했습니다. 회차를 거듭할수록 '이번에는 정말 가능할 거야.'라는 희망과 '이렇게까지 노력했는데 왜 안 되는 거지?'라는 절망이 끊임없이 교차했습니다.

　저는 몸을 만들기 위해 모든 노력을 쏟아부었습니다. 매일 아침 일찍 일어나 운동을 했고, 체력을 길러야 한다는 생각에 근력 운동까지 시작했습니다. 한약, 흑염소, 흑마늘, 영양제는 물론 임신에 좋다는 음식도 빠짐없이 챙겨 먹었습니다. 남들보다 두 배, 세 배 더 열심히 노력하면 결과도 달라질 거라고 믿으며 하루하루를 보냈습니다. 병원 역시 제게 맞는 곳을 찾아 옮겼고, 의사의 조언 하나하나를 꼼꼼히 기록하며 따랐습니다.

　하지만 시술 횟수가 9회 차에 이르렀을 때, 저는 자신이 완전히 지쳤다는 것을 깨달았습니다. 제 자존감은 바닥을 뚫고 내려가는 듯했고, 저는 날카롭고 예민한 사람이 되어 있었습니다. 시험관 시술을 하기 전에는 언제나 즐겁고 긍정적으로 살았다고 생각했지만, 어느 순간부터 저 자신조차 제 모습을 알아보지 못할 만큼 변해 있었습니다. 남편과의 관계도 점점 소원해졌고, 저는 모든 문제를 혼자 짊어진 듯한 고립감에 사로잡혀 있었습니다.

저는 혼자 방에 앉아 자신을 원망하기 시작했습니다. '혹시 내가 준비를 제대로 하지 않았나?', '내가 뭘 잘못했을까?'라는 생각이 끊임없이 떠올랐고, 이런 상황에서 어떻게 다시 일어설 수 있을지 막막하기만 했습니다.

어느 날 밤, 저는 혼자 거울 앞에 앉아 제 모습을 바라보았습니다. 눈에 띄게 지친 얼굴, 푸석해진 피부, 그리고 슬픔이 가득한 눈빛. 이게 정말 나인가 싶을 정도로 자신이 낯설었습니다. 그렇게 몇 시간을 앉아 있다가, 더는 이대로 있어서는 안 되겠다는 생각이 들었습니다. 내 몸과 마음을 다시 돌봐야 한다고 결심한 순간, 지인이 줄기세포 치료를 추천해주었습니다. 처음 이 이야기를 들었을 때는 줄기세포라는 개념이 익숙하지 않아 조금 의아했습니다. 줄기세포가 난임 치료에 어떤 역할을 할 수 있는지 들어본 적도 없었기에, 망설임이 컸습니다.

유일한 선택지가
만든 기적

저는 인터넷에서 줄기세포와 관련된 사례들을 밤새 검색하며 가능성을 확인하려 애썼습니다. 희망적인 이야기들도 있었지만, 한편으로는 두려움과 의심도 있었습니다. 하지만 이미 여러 방법을 시도해왔던 저로서는 이 마지막 방법이야말로 저에게 남은 유일한 기회라는 생각이 들었습니다. 마지막 희망이라는 마음으로 줄기세포 치료를 시작하기로 결심했습니다.

치료 첫날, 병원에 도착했을 때의 긴장감은 지금도 잊을 수 없습니다. 줄기세포 주사를 맞는 순간, 마치 제 몸속 어딘가에서 변화를 기다리고 있다는 느낌이 들었습니다. 그저 막연한 기분일지도 모르지만, 제게는 그 순간이 새로운 시작처럼 느껴졌습니다. 저는 치료를 받으면서 스스로에게 '이제 정말로 나아질 수 있을 거야.'라고 다짐하며, 마음 깊은 곳에서 희망을 품기 시작했습니다.

현재까지 저는 줄기세포 치료를 다섯 차례 받았습니다. 놀랍게도, AMH 수치는 0.27에서 1.12로 상승했습니다. 이는 단순히 수치가 5배나 오른 것뿐만 아니라, 제 몸이 전반적으로 회복되고 있다는 것을 의미했습니다. 처음 병원에서 수치를

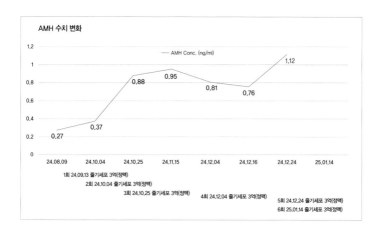

AMH 수치 변화

: 줄기세포 치료 후 AMH 수치 변화 그래프.
줄기세포 치료를 받기 전 AHM 수치가 0.27에서 줄기세포 치료 후 1.12로 치솟았다.

확인했을 때, 저는 믿을 수 없었습니다. 여러 번 결과를 다시 확인하며, 이게 정말 내 몸에서 일어난 변화가 맞는지 스스로 되묻곤 했습니다.

수족냉증이 심했던 저는 치료 후 손발이 따뜻해지는 신기한 경험을 했습니다. 예전에는 겨울철이면 장갑과 양말을 몇 겹씩 껴도 손끝과 발끝이 얼어붙을 듯 차가웠지만, 이제는 온돌방에 손발을 데우고 있는 듯 따뜻함이 전해졌습니다. 이 변화는 단지 온도의 변화 그 이상이었습니다. 마치 제 몸속 혈액순환이 다시 활기를 찾고, 제 몸이 본래의 기능을 되찾는 듯한 느낌이었습니다.

또한 줄기세포 치료를 통해 몸 전체에 에너지가 채워지는 것을 느꼈습니다. 이전에는 간단한 집안일에도 쉽게 지치고 꼭 휴식을 위해 누워야만 했는데, 이제는 집안일을 하고 나서도 산책할 수 있을 정도로 활력을 되찾았습니다. 이 모든 변화는 마치 줄기세포가 제 몸에서 필요한 부위를 알고 찾아가 치유하는 것처럼 느껴졌습니다. 제 몸은 제가 몰랐던 방식으로 점점 더 회복되고 있었습니다. 저는 다시 희망을 품고 있습니다. 과거의 실패와 좌절은 저를 힘들게 했지만, 줄기세포 치료는 제게 새로운 용기를 주었습니다. 매일 아침 거울 앞에 서서 과거의 슬픔에 빠져 있던 과거와 달리, 이제는 희망과 의지가 가득한 눈빛으로 새로운 하루를 맞이합니다. 저는 스스로를 믿고, 다시 한번 도전할 수 있다는 용기를 얻었습니다. 이제 저는 다시 행복한 꿈을 꾸려 합니다. 이번에는 과거의 실패에 좌절하지 않고, 줄기세포 치료로 회복된 몸과 마음으로 다시 임신에 도전할 것입니다.

줄기세포 치료가 저처럼 난임으로 고통받는 많은 사람에게도 희망의 빛이 되기를 바랍니다. 저는 바이오스타가 저 같은 사람에게 단순한 치료 그 이상으로, 삶의 전환점이 되어줄 것이라 믿습니다. 그들이 줄기세포 치료를 통해 새로운 가능성을 발견하고, 잃어버렸던 꿈과 행복을 되찾기를 진심으로 바랍니다. 저는 다시 한번 제 꿈을 위해 걸어가겠습니다. 저

처럼 힘든 시간을 보내는 분들에게도 이 이야기가 작은 위로
와 영감이 되기를 바랍니다.

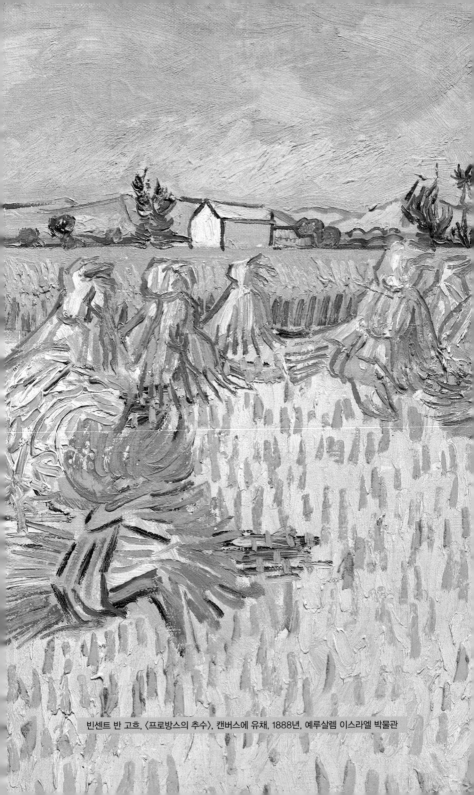
빈센트 반 고흐, 〈프로방스의 추수〉, 캔버스에 유채, 1888년, 예루살렘 이스라엘 박물관

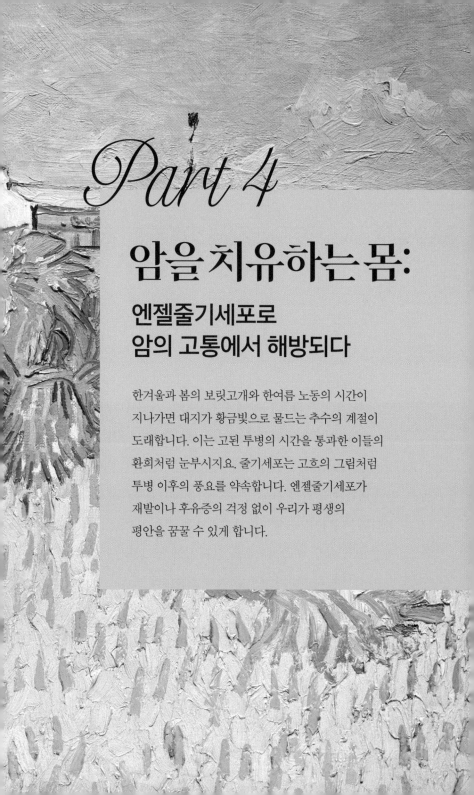

Part 4

암을 치유하는 몸:

엔젤줄기세포로
암의 고통에서 해방되다

한겨울과 봄의 보릿고개와 한여름 노동의 시간이
지나가면 대지가 황금빛으로 물드는 추수의 계절이
도래합니다. 이는 고된 투병의 시간을 통과한 이들의
환희처럼 눈부시지요. 줄기세포는 고흐의 그림처럼
투병 이후의 풍요를 약속합니다. 엔젤줄기세포가
재발이나 후유증의 걱정 없이 우리가 평생의
평안을 꿈꿀 수 있게 합니다.

암세포를 억제하고
암을 예방하는 시대

줄기세포를 연구하고 사람에게 적용하기 시작하면서부터 가장 어려웠던 점은 줄기세포 치료와 동시에 발생할 수 있는 부작용 문제였습니다. 그중에서 특히 많은 사람이 줄기세포가 몸속으로 들어가서 몸에 존재하는 암세포를 더 성장시킬까 염려했습니다. 또는 배아줄기세포처럼 암을 일으킬 가능성도 걱정했죠. 제가 제 줄기세포를 직접 몸에 투여하기 시작한 것도 안전성을 확인하기 위한 목적이 컸습니다.

그래서 줄기세포 배양기술을 개발하면서 특히 역점을 두었던 것이 안전한 줄기세포 배양 방법이었습니다. 그중에서도 암세포를 도와주지 않고 가능하다면 암을 억제하는 특성을 가지는 줄기세포로 배양하는 것을 목표로 했습니다. 그래서 맨 첫 단계에서는 줄기세포가 암을 일으키지 않는 것을 목표로 두었다가 다음 단계에서는 암세포를 억제하는 특성을 가졌으면 좋겠다고 목표를 잡았지요. 여러 연구를 하던 중에 하나님의 은혜로 그 방법을 찾아내게 되었습니다.

우리가 흔히 해열제로 이용하는 아스피린이라는 의약품을 아시지요. 아스피린의 주성분인 살리실산Salicylic acid은 버드나무껍질에서 추출됩니다. 저는 아주 우연히 이 아스피린을 줄기세포를 배양하는 과정 중에 넣어서 줄기세포를 배양하고 난 후에 특성 분석을 해봤습니다. 놀랍게도 이것이 항암 유전자, 즉 암의 자가 사멸을 유도하는 유전자를 활성화한다는 것을 알게 되었습니다. 암세포와의 공배양 실험(2개 이상의 세포나 조직을 함께 배양하여 상호작용을 관찰하는 실험 방법)과 동물실험 등을 통해서 아스피린 함유 배지에서 배양한 엔젤줄기세포의 항암 효과가 우수함을 확인했습니다.

줄기세포는 천사일까?
마귀일까?

줄기세포 연구자들 사이에서는 줄기세포 기술이 엔젤이냐

데몬이냐, 즉 천사냐 마귀냐는 농담을 하곤 합니다. 바이오스타 연구진의 줄기세포 배양기술은 새로운 지평을 열었습니다. 본래 우리 몸속의 줄기세포는 하나님께서 창조하실 때 선한 일을 하는 천사의 역할을 하도록 창조하셨다는 것을 확인할 수 있었지요. 결국 천사의 역할을 하는 엔젤줄기세포를 개발하는 데 성공하게 되었습니다.

줄기세포는 놀라운 치료 능력이 있지만, 이들은 배양 환경에 상당한 영향을 받아 유익한(천사 같은) 또는 해로운(마귀 같은) 결과를 초래할 수 있습니다. 최적의 배양 조건에서의 중간엽줄기세포는 천사처럼 우리 몸에서 유익한 역할을 합니다. 이들은 다양한 세포로의 분화 능력, 면역 조절, 항상성 유지, 손상된 부위를 스스로 찾아가는 능력, 항노화, 조직 및 세포재생, 종양 성장 억제 등으로 중요한 역할을 합니다.

반대로 최적이 아닌 배양 조건은 부작용을 초래할 수 있습니다. 이는 중간엽줄기세포의 해로운(마귀 같은) 측면이라 말할 수 있습니다. 이는 암 유발, 면역 억제 반응, 짧은 생존율, 눈에 띄는 개선이 없거나 세포 투여 최적 방법을 특정할 수 없게 합니다. 요약하자면 배양 환경은 줄기세포의 행동을 결정하는 데 중요한 역할을 합니다. 줄기세포의 치료적 잠재력을 활용하고 관련 위험을 완화하려면 배양 조건을 세심하게 최적화하는 것이 필수입니다.

세계 최초로
줄기세포의 항암 효과를 입증하다

엔젤줄기세포의 항암 기전은 Fas L(Fas Ligand)과 TRAIL이라는 유명한 암세포 사멸 유전자의 발현을 상향 조절하여 결국 암세포를 사멸시키는 것으로 설명할 수 있습니다. 엔젤줄기세포의 항암 효과는 실험실 환경에서 수행되는 실험인 'in vitro'뿐만이 아니라 살아 있는 생물체 내부에서 일어나는 현상을 연구하는 실험 방법인 'in vivo'에서도 확인할 수 있었습니다. 종양 성장 억제 효과는 다음과 같은 몇 가지 실험을 통해 확인되었습니다.

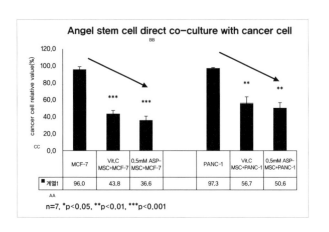

Angel stem cell direct co-culture with cancer cell

	MCF-7	Vit.C MSC+MCF-7	0.5mM ASP-MSC+MCF-7		PANC-1	Vit.C MSC+PANC-1	0.5mM ASP-MSC+PANC-1
계열1	96.0	43.8	36.6		97.3	56.7	50.6

n=7, $^*p<0.05$, $^{**}p<0.01$, $^{***}p<0.001$

: 엔젤줄기세포와 암세포와의 공배양 실험.
유방암 세포(왼쪽)와 췌장암 세포(오른쪽)의 세포증식이 억제되는 것을 확인했다.

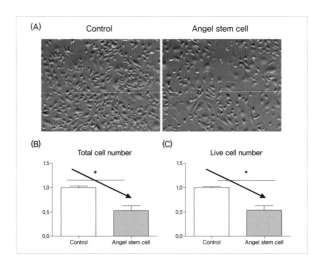

(A) Control Angel stem cell

(B) Total cell number   (C) Live cell number

: 엔젤줄기세포와 난소암의 공배양 현미경 사진(A), 엔젤줄기세포와 난소암의 공배양 후
암세포의 총세포 수의 변화(B)와 살아 있는 암세포 수의 변화(C).
(A)를 통해 엔젤줄기세포와 난소암의 공배양 후 암세포 수가 줄어든 것을 확인할 수 있
다. (B)와 (C)를 통해 엔젤줄기세포와 난소암의 공배양 후 암세포의 총세포 수와 살아 있
는 암세포가 줄어든 것을 확인할 수 있다.

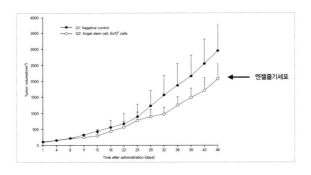

: **사람 전이성유방암(삼중음성 유방암) 동물 모델에 엔젤줄기세포를 반복 정맥 투여한 결과 그래프.**
종양의 크기가 유의미하게 줄어들어 종양 성장 억제 효과가 있는 것을 확인했다.

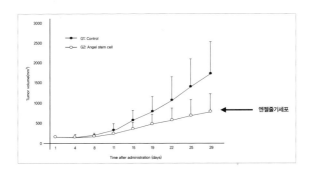

: **사람 폐암 동물 모델에 엔젤줄기세포를 반복 정맥 투여한 결과 그래프.**
종양의 크기가 유의미하게 줄어들어 종양 성장 억제 효과가 있는 것을 확인했다.

　현재 아주 안전한 AAVAdeno-Associated Virus 벡터에 항암 유전자(TRAIL+ IFN-β)를 삽입해 줄기세포에 감염시켜 투여하면 몸속 암화 세포를 클리닝할 수 있는 암 치료 줄기세포 백신을 개발하고 있습니다.

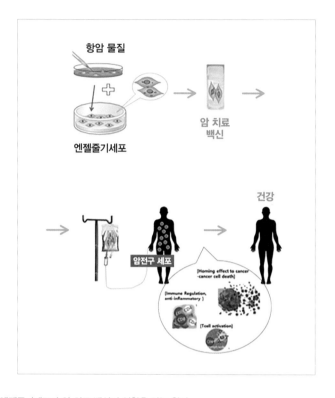

: **엔젤줄기세포가 암 치료 백신의 역할을 하는 원리.**
엔젤줄기세포는 사람의 몸에 투여되면 암이 있는 곳을 스스로 찾아가서 직접 암을 사멸하고, 간접적으로 면역 조절도 할 것이다.

항암줄기세포의
연구와 발전 가능성

앞선 연구 결과처럼 바이오스타 연구진은 줄기세포가 암을 억제하는 것만이 아니라 암을 치료하고 더 나아가서는 암 치료 백신으로서의 역할을 할 수 있는 가능성을 확인했습니다. 그런데 최근 세계적인 암 연구에서 암세포를 정상 세포로 되돌릴 수 있다는 연구 결과가 발표되었습니다.

그러니까 암세포의 특정 유전자를 활성화하면 다시 정상 세포로 변화시킬 수 있다는 거죠. 현재까지의 암 치료는 암세포를 사멸시키는 방식으로 진행되었습니다. 이제 암세포를 죽이는 게 아니라 정상 세포로 만드는 연구인 것이지요.

제 판단으로는 줄기세포 기술을 잘 활용하면 암세포를 정상 세포로 되돌리는 일에 바이오스타의 성체줄기세포 기술이 적용될 가능성이 높습니다. 따라서 암을 예방하고 또 암의 재발을 방지하고, 암을 치료하는 데 바로 우리 몸속에 창조주가 예비한 줄기세포를 활용하는 날이 멀지 않다고 생각하고 있습니다.

그러나 안타깝게도 엔젤줄기세포를 활용해서 아직은 많은 사람을 도와드리지는 못하고 있습니다. 기관의 승인을 받아야 하니까요. 하루빨리 승인받아 전 세계 암 환자들을 치료하는 시대가 열리기를 바라는 마음입니다. 그 노력의 여정에서 엔젤줄기세포와 관련된 안타까웠던 사례, 기뻤던 사례가 있어서 소개하고자 합니다.

2020년에 제가 설악산에서 산행하는 도중에 인제에 있는 한 온천에 간 적이 있습니다. 그곳에서 우연히 한 분을 만났는데 표정이 무척 밝고 잘 웃었습니다. 알고 보니 담도암 말기 환자였습니다. 이제 수술조차 받을 수 없는 상황이라 그곳에서 요양하고 있었지요. 제가 그 분을 어떻게 하면 도와줄 수 있을까 생각하다가 바이오스타 연구진이 개발한 항암 면역세포 주사를 맞도록 했습니다. 엔젤줄기세포는 아니었지요. 결국에는 하나님의 부름을 받아서 참 안타까웠습니다.

그런 일이 있고 나서 제가 아끼는 후배의 아버지가 방광암에 걸렸다는 소식을 듣게 됐습니다. 병원 치료를 받으면서 항암 면역력 세포와 엔젤줄기세포를 함께 투여받도록 했습니다. 현재 암이 발생한 지 3년 차에 접어들었는데, 병원에서 암세포가 완전히 사라졌다는 결과를 얻어서 참으로 기뻤습니다. 물론 좀 더 지켜봐야겠지만 아버지의 회복을 보면서 기뻐하는 그 후배를 바라보는 마음이 얼마나 흐뭇한지 모릅니다.

보건복지부와 질병관리청이 공동으로 발표한 '2023년 사망원인 통계 보고서'에 따르면 65세 이상 노인 사망의 원인 중 1위는 암입니다. 엔젤줄기세포가 대중화되면 암 때문에 아풀 일이 없는 세상이 도래하겠지요. 그날이 오기만을 기대하고 믿고 소망하고 있습니다.

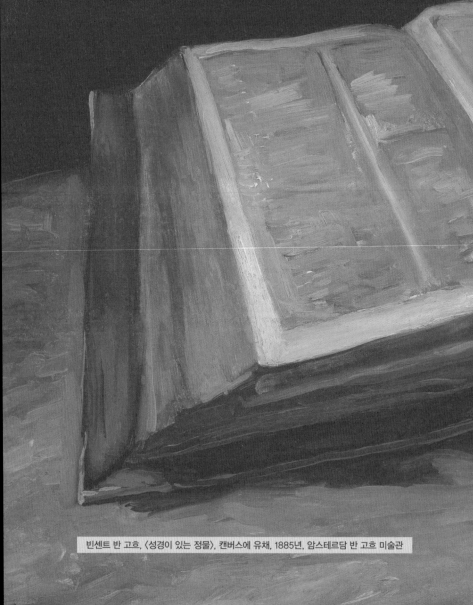

빈센트 반 고흐, 〈성경이 있는 정물〉, 캔버스에 유채, 1885년, 암스테르담 반 고흐 미술관

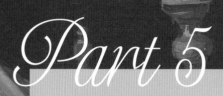

Part 5

팔복을 누리자:
항상 기쁘게,
영원히 건강하게!

팔복八福은 예수님이 하나님의 나라에서 신실한
이들에게 약속하는 여덟 가지 복을 의미합니다.
그리고 신실한 삶의 실천은 건강한 몸에서 비롯되지요.
하나님의 말씀이 영혼을 복되게 한다면 줄기세포는
육신을 복되게 한다 말할 수 있습니다.
《성경》에 가득한 말씀처럼, 줄기세포가 여러분의 삶을
건강으로 채우길 기대합니다.

고목에 새잎을
틔울 수 있습니다

죽은 것과 같았던 고목에서 새잎이 나오면 마치 내 인생에도 새싹이 나올 것만 같은 희망이 생깁니다. 뿌리가 살아 있으면 기회가 오는 것이 인생입니다. 뿌리가 중요합니다. 어디에 뿌리를 내리는가, 어디까지 뿌리를 뻗치는가에 따라 고목에서 새잎을 틔울 기회가 생깁니다. 당신은 어디에 뿌리를 내리고 어디까지 뻗칠 건가요? 현미경을 보듯 깊게, 망원경을 보듯 멀리 바라봅시다. 이제 노화역전의 세계를 바라볼 때입니다.

노화역전의 비밀을 찾아 줄기세포를 연구하면서 실마리를 찾았습니다. 가능성을 현실로 만들기 위해 경천애인敬天愛人의 마음으로 지혜를 구했습니다. 고목에 새잎이 나듯 젊음을 되찾아 활기찬 생활을 현실로 만드는 줄기세포 재생의료를 체험하면서 제 희망은 확신이 되었습니다. 뿌리가 튼튼하고 적절한 환경이 조성되면 고목은 새잎을 틔울 수 있습니다. 바로 줄기세포의 활성화로 재생 메커니즘이 작동하게 됩니다.

따라서 우리 인간도 젊은 줄기세포를 활성화하면 노화역전이 가능합니다. 저는 20년 이상 줄기세포를 연구 개발하고 15년 이상 실용화를 거치면서 저를 포함한 수만 명의 줄기세포 체험을 돕고 귀중한 관찰을 했습니다. 그리고 노화역전의 노하우를 만들어왔습니다. 고목에 새싹을 틔우는 노하우의 키워드는 자연, 줄기세포, 항상성 그리고 생기입니다. 이 키워드들이 깊고 튼튼한 뿌리이며 재생의 환경임을 명심해야 합니다.

호메오스타시스, 즉 항상성이란 뇌의 기억력과 인지능, 심혈관 기능, 호르몬 균형, 정상적인 면역체계, 근육이 소실되지 않고 잘 걷고 보고 들을 수 있는 상태를 유지하는 힘입니다. 나이와 관계없이 우리 몸의 항상성이 유지된다면 건강한 것입니다. 연세대학교 김형석 교수님이 좋은 본보기입니다. 김형석 교수님은 100세가 넘어서도 잘 걷고 강의와 저술 활동을 활발하게 하고 있습니다. 그런데 대부분 사람은 80세까지 질병 없이 건강을 유지하기도 힘들고 항상성을 유지하기는 더욱 힘듭니다. 무슨 이유일까요?

노쇠는 정상적인 과정이 아니라
질병입니다

"나는 지금 늙었는가?", "나는 지금 병들었는가?" 자문해봅시다. 어르신들에게 이렇게 질문하면 대부분 "나는 늙었어." 라고 답변합니다. 특별한 질병이 없는 분들은 "나는 병들지 않았어."라고 말하는 것이 일반적입니다. 흔히들 특정한 병, 즉 당뇨병, 고혈압, 뇌졸중, 알츠하이머병, 파킨슨병과 같은 병이 있어야만 환자라고 생각합니다. 그러나 실은 항상성이 깨진 상태가 곧 질병입니다.

생물학적으로 보면 인간은 24세부터 노화 과정에 들어갑니다. 그리고 40세 이후에는 가속화합니다. 40세부터는 죽는 세포 수가 새로 생기는 세포 수보다 많습니다. 그 결과로 신체 기능이 떨어집니다. 자연스러운 현상이에요. 불행히도 살면서 큰 스트레스를 받는다든가 자신도 모르게 환경호르몬에 노출되든가 질병에 걸리면 내 몸에 있는 줄기세포가 더 빨리 소모됩니다. 줄기세포가 빨리 소모되면 또 빨리 늙습니다.

지금 60, 70대인 분들이 오랜만에 초등학교 동창회에 나갔다고 가정해봅시다. 몇십 년 만에 만나는 친구들을 보면 물리적 나이는 같아도 생체 나이가 다 다릅니다. 어떤 친구는 60대인데도 불구하고 50대처럼 사는 친구가 있고, 어떤 친구는 70대로 보이기도 합니다. 누군가는 40대에 황망히 돌연사했다고 하고 누군가는 알츠하이머병에 걸려 결국 죽었다고 합니다. 원인을 알면 답을 찾기가 쉬운 법입니다. 병든 몸, 늙은 몸이 아닌 건강하고 항상성의 균형을 유지하는 몸으로 되돌리기를 원한다면 현재 내 삶의 잘못을 살펴야 합니다.

첫째, 내 몸에 염증이 생기게 하는 잘못이 무엇인지 살펴봅니다.

둘째, 내 몸속 세포들의 유전자를 손상시키고 줄기세포를 고갈시키는 잘못을 범하고 있는지 생각해봅니다.

셋째, 내 부모와 조상에게서 물려받은 유전적인 약점이 무엇인지 알아봅니다.

이 세 가지 문제의 원인을 알고 잘못을 고치면 누구나 김형석 교수님처럼 노화역전에 성공하여 행복한 삶을 누릴 수 있습니다. "성장하는 동안은 늙지 않는다."는 김 교수님의 말씀처럼 사람은 나이가 들었다고 늙는 것이 아니라 계속 성장하는 것을 포기할 때 늙습니다.

암의 가계력이 있었던 미국 전 대통령 지미 카터는 부단히 절제하는 생활로 유전적 약점을 극복했습니다. 무엇보다 절제와 근신, 그리고 많이 걷는 생활은 나이와 상관없이 항상성

을 유지하는 필요충분조건입니다. 자, 이제 여러분이 고칠 것
은 무엇인가요?

줄기세포는
'재생의 씨앗'입니다

우리가 건강하게 살아가기 위해서 우리 몸을 구성하고 있
는 60~100조 개의 세포가 건강하게 살아 움직여야 합니다.
만약 어떤 조직이나 장기를 구성하고 있는 세포가 건강하지
못하다면 우리 몸 또한 건강하지 못할 것입니다.

오페라 가수를 꿈꾸던 클로이는 청력이 15세부터 약해지
기 시작해 17세에는 거의 소실되었습니다. 귀가 들리지 않아
대학교 1학년 전 과목에서 F 성적을 받았습니다. 자가면역성
난청으로 청력을 잃은 그녀의 청력 치료를 위해 줄기세포 전
문가로 명성을 날리던 테네시 의과대학 유태준 교수와 바이
오스타 연구진이 손을 잡고 나섰습니다. 그 결과 클로이는 줄
기세포 치료를 받고 3개월 만에 청력이 정상에 가깝게 돌아
왔습니다.

바이오스타 연구진은 클로이에게 줄기세포를 주입하기 위
해 2009년 6월 미국의 한 병원에서 클로이의 지방에서 줄기

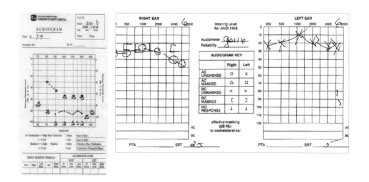

: 클로이의 오디오그램 진단서.
왼쪽 귀는 청력을 완전히 상실했으며, 오른쪽 귀는 정상 수치의 반 정도 수치를 상실했다(왼쪽).
줄기세포 투여 후 양쪽 귀 청력이 거의 정상으로 회복되었다(오른쪽).

세포를 추출한 뒤 이를 한국으로 옮겨 약 4주 동안 배양했습니다. 줄기세포를 5일 간격으로 정맥과 청각기관 부근에 세 차례 주사했습니다. 줄기세포 시술 3개월 후 클로이는 청력 검사를 받았습니다. 검사 결과 청각이 완전히 소실됐던 왼쪽 귀가 정상치 대비 약 50%의 청력을 회복한 것으로 나타났습니다. 청력이 50% 정도 감소했던 오른쪽 귀는 정상의 90%에 달할 정도로 회복되었습니다. 또한 11개월 후 청력 검사에서 양쪽 귀 모두 정상으로 회복하는 놀라운 결과를 보였습니다.

클로이의 부모는 모두 의사인데, 처음에는 어머니가 줄기 세포 치료를 극구 반대했습니다. 하지만 자기 자신의 줄기세 포를 이용하는 것이라 해롭지 않고, 배양 과정에서 유전자 변

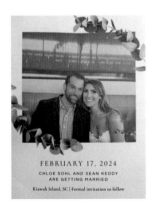

: **클로이의 결혼식 청첩장.**
2009년에 청력을 잃었던 클로이는 현재 청력을 완전히 회복하고 사랑하는 사람을 만나 결혼했다.

이나 암이 발생하지 않는다는 결과를 확인한 후 안전성을 확신했습니다. 치료가 끝난 후 클로이의 어머니는 줄기세포가 '기적의 선물'이라며 "전 의료계에서 클로이의 케이스에 대해 알았으면 좋겠고, 이처럼 앞선 줄기세포 치료 기술이 미국에서도 실용화될 수 있도록 최선을 다하겠다."라고 말했습니다.

저는 지금도 클로이 가족과 연락하고 지냅니다. 그녀의 사례가 놀라운 것은 많은 분이 궁금해하는 질문에 답을 주기 때문입니다. "줄기세포 치료는 효과가 얼마나 지속됩니까?" 이제 클로이는 에모리대학교 의대를 졸업하였고, 정신과 의사가 되었습니다. 뿐만 아니라 좋은 배필을 만나 결혼했습니다.

클로이의 근황을 들으며 진한 감동이 몰려왔습니다. 2009년에 시술한 후 치료 효과가 무려 16년 넘게 지속되는 것이니까요.

클로이 오빠의 이야기도 있습니다. 클로이의 오빠인 니콜라스는 염증성 장질환을 앓고 있었으며, 병원에서 중증으로 진단받아 큰 걱정이었습니다. 설사를 계속하고 출혈이 있었으며 대장내시경 검사 결과가 심각한 상태였지요. 그래서 2011년 바이오스타 연구진의 도움을 받아 줄기세포 치료를 받았습니다. 중국에서 정맥 내로 1회당 2억 셀을 일주일 간격으로 세 차례 투여했습니다. 미국으로 귀국한 후 2개월이 지나 병원에서 대장내시경 검사를 했습니다. 그런데 주치의가 내시경을 보면서 어떻게 이렇게 개선될 수 있느냐면서 수련의들과 다른 의사들을 불러 놀라운 결과를 보게 했다는 것입니다. 그 역시 의대를 졸업하고 의사가 되었습니다. 저는 클로이와 니콜라스가 행복한 인생으로 역전하도록 도와줄 수 있어 감사하고 보람을 느낍니다.

병든 몸, 늙은 몸은
나이로 결정되지 않습니다

우리는 아침에 일어나서 살아 있음을 느끼지만 사실 우리 몸
을 구성하고 있는 60조 개 세포들은 날마다 생성되고 죽습니
다. 제 기능을 다한 늙은 세포가 자연사해야만 새로운 젊은
세포가 생겨서 우리 조직의 기능을 정상적으로 유지할 수 있
습니다. 그런데 죽을 때가 되지 않은 세포를 많이 죽게 하는
사고가 발생하면 몸속에 예비되어 있는 줄기세포의 재생 능
력으로는 제때 충분한 수의 세포를 재생하지 못하고 결국 질
병이나 노쇠의 고통으로 빠지게 됩니다. 또는 선천적 요인이
나 사는 동안 겪는 스트레스 등 환경적 요인에 의해 몸속 줄
기세포가 고갈되면 우리 몸은 질병에 취약해지고 노쇠하게

됩니다.

한편 자연사하지 않고 계속 살기 위해 다른 세포들의 영양분을 빼앗고 무한 증식하는 세포가 있습니다. 바로 암세포입니다. 유전적인 소인이나 환경적 원인에 의해 돌연변이된 암세포는 체내의 자연사 메커니즘을 역행합니다.

그런데 인간은 시간이 지날수록 유전적 소인이 발현될 가능성이 높아집니다. 스트레스, 환경오염 등에 노출되면서 줄기세포가 고갈되거나 세포의 돌연변이가 늘어나면서 항상성이 깨져 늙고 병들고 암에 걸립니다. 그러니 정상적인 세포가 죽었다가 다시 생성되도록 우리의 생각과 생활을 바로잡아야 합니다. 줄기세포의 고갈을 예방하고 활성을 높이려고 노력해야 합니다. 생각을 비우고 생활을 절제해야 합니다. 욕심을 비우고 술, 담배, 마약, 성적 탐닉, 맛있는 음식 등등 말초적인 즐거움을 주는 세상의 유혹을 따르지 않는 절제된 생활을 실천해야 합니다.

성체줄기세포는 우리 몸속 자연치유물질입니다. 잠자리에 들기 전 샤워하고 벌거벗은 몸을 바라보세요. 그리고 소망하세요. 건강한 삶으로 복된 열매를 맺기를! 우리 몸속에 비밀병기인 성체줄기세포가 살아 있음을 알게 된다면 희망이 있습니다. 우리가 젊은 줄기세포를 충분히 보충하면서 잘못된 생활을 고치면 누구나 노화역전에 성공할 수 있습니다.

줄기세포가 손상된 몸을
치료하는 기전

"줄기세포가 만병통치제인가요?", "산삼하고 무엇이 다른 가요?", "명확한 근거가 있나요?" 줄기세포로 손상된 몸을 건강하게 되돌리는 연구를 하면서 많이 받은 질문과 공격입니다. 2011년 스웨덴의 카롤린스카대학교 의대를 방문했을 때 모 교수가 제게 말했습니다. "당신이 이룬 자가성체줄기세포를 이용한 치료 사례는 놀랍습니다. 그렇지만 동물실험 연구를 많이 하기 바랍니다. 이를 통해 좀 더 과학적으로 기전을 연구하기를 추천합니다."

14년이 지난 현재는 전 세계적으로 많은 연구가 줄기세포 치료 효과의 기전을 밝히고 있으며 질환별로 자세한 기전 연구가 이루어지고 있습니다. 물론 단일 화학성분의 의약품처럼 특정한 한 가지 기전으로 설명되지는 않지만, 오히려 이것이 줄기세포 치료의 장점이기도 합니다. 내 몸이 내 질병을 치료하고 내 줄기세포로 노화를 역행하는 기전이 어디 한 가지로만 가능할까요?

내 줄기세포는 부작용 없이 내 몸이 정상적으로 회복하도록 돕습니다. 어떻게 돕느냐고요? 항염증 작용이 확실히 규명되었습니다. 머리끝부터 발끝까지 체내 염증을 치료합니다.

화학성분의 소염제가 치료할 수 없는 뇌 속의 염증까지 치료합니다. 줄기세포의 항염증 작용은 질병 치료와 노화역전의 중요한 기전 중에 하나지요. 또한 줄기세포를 잘 배양하여 주사하면 내 몸속에 존재하는 줄기세포의 작용을 촉진하여 건강한 새 세포를 재생합니다.

중요한 것은 이것이 면역체계에 작용하여 면역력의 균형을 만들어 내분비계에 작용하고 호르몬 분비가 정상적으로 이루어지도록 돕는다는 사실입니다. 무엇보다도 제가 주목하는 작용 기전은 골수 기능의 정상화입니다. 이 기전은 방사선 조사에서 골수가 손상된 실험동물에 줄기세포를 정맥 내로 투여했더니 골수 기능이 정상화되는 것을 관찰한 우리 연구진의 논문을 통해서도 확인되었습니다. 그런데 신기한 것은 최근에 와서야 골수의 노화에 따른 조혈모세포의 노화가 몸의 노화와 밀접한 관련이 있다고 밝혀진 것입니다.

골수는 적혈구나 백혈구, 혈소판과 같은 혈액세포를 만들어 공급하는, 뼈 사이의 공간을 채우고 있는 부드러운 조직입니다. 골수는 어떻게 혈액세포를 생산해낼까요? 골수의 혈액에는 조혈모세포라는 것이 약 1% 존재하는데 이것은 모든 혈액세포를 만들어낼 수 있는 능력을 갖고 있습니다.

조혈모세포에는 자신과 같은 세포를 만들어낼 수 있는 자기복제 능력과 산소를 운반하는 적혈구, 우리 몸에 침입하는 균들을 막아내는 백혈구, 지혈을 담당하는 혈소판으로 분화할 수 있는 혈구 분화 능력이 있습니다.

엠마뉴엘 파세게Emmanuelle Passegué 미국 컬럼비아대학교 유전학 교수에 따르면 "노화한 조혈모세포에서는 더 적은 양의 적혈구와 면역세포를 생성하고, 이렇게 생산된 혈액은 염증 회복이나 세포에 영양분을 공급하는 기능이 떨어지기 때문에 몸에 나쁜 결과를 초래한다."라고 말했습니다. 그러므로 "40세의 조혈 시스템을 가진 70세 노인은 더 오랫동안 건강하게 살 수 있을 것으로 생각한다."라고 덧붙였습니다. 이는 조혈모세포를 만들어내는 골수 기능을 정상화하는 일이 건강관리에 매우 중요하다는 것을 시사합니다.

의학은 단순하게 치료의 증거만 밝히는 학문이 아닙니다. 의학은 왜 치료가 됐을지를 밝혀낸, 다시 말해 근거중심의학Evidence-based medicine을 향해야 합니다. 줄기세포 의학은 지금 과학적 근거를 찾아가는 과정에 있습니다. 이 과정을 여러분에게 설명할 테니 몸속에 있는 줄기세포가 생명의 보물이라는 것을 깨닫기를 바랍니다.

노화역전과 질병역전의
비밀병기

줄기세포에는 여러 가지 종류가 있는데, 먼저 성체줄기세포
가 있습니다. 성인의 몸에 존재하는 줄기세포를 성체줄기세
포라고 하는데, 아기가 태어날 때 나오는 태반이나 탯줄혈액
(제대혈), 그리고 뱃살과 같은 지방에 많이 있습니다.

　성체줄기세포에 대해서는 이미 많은 사람이 목욕탕에서
몸의 때(죽은 표피세포)를 밀면서 그 존재를 감지했으리라 생
각합니다. 반복해서 밀어도 왜 피부가 닳아 없어지지 않고 그
대로 있을까요? 그것은 표피 바로 밑에 있는 피부줄기세포
덕분입니다. 이로 인해 우리 몸의 피부는 오래된 세포가 사라
지고 새로운 세포가 생기면서 평생 유지됩니다. 피부뿐만 아

니라 우리 몸의 거의 모든 조직이 이처럼 오래된 세포들이 없어지고 새로운 세포들이 생기면서 생존합니다. 새로운 세포가 지속해서 생성되는 것은 바로 줄기세포가 건강하게 뿌리를 내리고 있기 때문입니다. 즉, 건강한 줄기에서 새로운 가지가 나오듯 줄기세포는 끊임없이 새로운 세포 생성의 원천이 되고 있습니다.

줄기세포에는 배아줄기세포도 있습니다. 성체줄기세포와 배아줄기세포는 비슷한 것 같으면서도 아주 크게 다릅니다. 성체줄기세포는 인체의 거의 모든 장기나 조직에 있고, 윤리적인 문제가 없는 세포입니다. 하지만 세포 수가 적어 몸 밖으로 꺼내더라도 증식에 어려움이 있었습니다.

반면에 배아줄기세포는 한 개의 세포만으로 많은 세포로 증식시킬 수 있다는 장점이 있습니다. 배아줄기세포는 장차 아기로 태어날 생명체인 수정란(배아)에서 뽑아낸 것입니다. 배아줄기세포를 뽑아내면 수정란은 죽기 때문에 윤리적인 문제가 있습니다. 그래서 배아줄기세포를 만들어서는 안 된다는 주장이 있는 것입니다. 한국이 10여 년 전쯤에 줄기세포 때문에 많은 홍역을 치른 것도 이러한 이유 때문입니다.

2004년 세계 최초로 배아줄기세포 복제에 성공했다는 논문을 발표해 황우석 교수님은 난치병 치료계의 영웅이 되었습니다. 대한민국은 줄기세포 치료의 중심 국가로 주목받았습니다. 하지만 이듬해인 2005년 논문 결과가 조작되었음이 밝혀졌고, 그 당시 논란이 되었던 줄기세포가 바로 배아줄기세포입니다. 이렇게 줄기세포 강국의 자존심은 그대로 추락했습니다. 그 어떤 인기 드라마보다 전 국민이 관심을 가지고 응원하던 줄기세포 연구는 그렇게 사람들의 기억 속에 사라졌습니다.

그렇지만 저는 황우석 교수의 후배로서 지금도 자주 연락을 주고받는데요. 줄기세포 연구에 대한 그분의 열정과 진심을 잘 알고 있으며, 기회가 주어진다면 황 교수님과 함께 못 이룬 꿈을 이루고 싶습니다.

줄기세포에 대한 국민의 관심은 싸늘하게 식었지만, 연구는 더욱 뜨겁게 이루어졌습니다. 특히 현대 의학으로는 치료가 불가능하다는 난치병 분야에서 줄기세포의 임상연구는 기대 이상의 실적을 냈습니다. 마치 줄기세포를 연구하는 게 불법인 것처럼 바라보는 시선이 있었지만, 연구자 입장에서 나름대로 윤리적인 관점을 가지고 연구해왔습니다. 사실 줄기세포에 대한 오해가 컸지요.

현재 임상연구되는 줄기세포는 성체줄기세포로 배아줄기세포와는 엄연히 다른 줄기세포입니다. 골수, 지방, 피부 등에서 얻을 수 있는 줄기세포로 유전자 변형의 가능성이 작고 윤리적 문제도 없습니다. 지난 10여 년간 저희 연구진이 끊임없이 연구해왔던 분야가 바로 이 성체줄기세포를 통한 질병 치료와 임상적용입니다.

성체줄기세포로
치유할 수 있는 질병들

성체줄기세포는 다양한 신경세포로 분화할 수 있는 신경줄기세포, 골수세포로 분화할 수 있는 조혈모세포, 뼈, 연골, 지방, 근육, 신경 등으로 분화할 수 있는 중간엽줄기세포, 간세포로 분화할 수 있는 간줄기세포 등을 포함합니다. 그중에서도 중간엽줄기세포는 골세포뿐만 아니라 연골세포, 지방세포, 근육세포, 섬유세포, 신경세포 등 여러 가지 인체를 구성하는 세포들로 분화할 수 있는 능력이 있습니다. 중간엽줄기세포는 제대혈과 골수 등에 존재하지만, 지방과 태반에는 골수보다 1,000배나 많은 중간엽줄기세포가 있습니다.

현재 줄기세포가 적용되는 신경질환으로는 파킨슨병, 알츠하이머병, 척수손상, 뇌졸중 및 루게릭병, 다발성경화증 등이 있습니다. 이러한 질병들에 대해 줄기세포 치료법이 연구되고 있으며, 특히 환자의 지방줄기세포를 이용한 줄기세포 연구가 활발히 진행되고 있습니다.

둘째로 심혈관계 및 내분비질환으로 인한 심근경색과 심부전 등에 이용할 수 있는 줄기세포 치료 요법을 연구하고 있습니다. 제1형 당뇨병에 대한 치료 요법으로 줄기세포를 이식할 수도 있습니다. 줄기세포 이식은 췌장 이식에 비해 매우 간단합니다. 당뇨병 환자들에게는 희소식이지요. 환자의 지방에서 분리한 줄기세포를 이용하여 혈관을 재생함으로써 버거씨병, 중증 하지허혈증, 동맥경화증 치료에 적용하고 있습니다.

셋째로 골 및 관절질환에도 줄기세포 치료를 적용할 수 있습니다. 퇴행성관절염을 치료하는 자가연골세포 치료(공여자의 정상 연골조직으로부터 세포를 분리한 후, 시험관 내에서 연골세포를 증폭하여 퇴행성관절염 부위로 넣는 기술)는 공여자로부터 얻을 수 있는 조직량의 한계, 공여자의 연령, 연골세포 특성 변화 등으로 인해 적용에 한계가 있습니다.

자가연골세포 치료의 한계점을 극복할 수 있는 방법으로 대두되는 것은 자신의 지방으로부터 분리한 중간엽줄기세포를 많이 키워서, 줄기세포를 관절강 내로 주입하여 관절염을 치료하는 것입니다. 폐경기 여성의 골다공증을 치료하기 위해 지방 또는 골수유래 중간엽줄기세포를 골세포로 분화시킨 후 환자의 신체에 이식하여 골다공증을 치료할 수 있습니다. 이는 뼈가 부러진 후 다시 유합되지 않는 불유합에도 적용할 수 있습니다. 자신의 정상 뼈를 떼어내어 이식하는 방법의 단점은 심한 통증과 뼈 부족입니다. 이를 극복하기 위해 지방 중간엽줄기세포를 분리, 배양하여 골형성세포로 분화시킨 후 이식하거나, 지방중간엽줄기세포와 골세포를 동시에 이식하는 연구가 진행되고 있습니다. 인공관절 시술 후 발생하는 무균성 해리 현상을 감소시키기 위해 지방중간엽줄기세포를 배양하여 인공관절의 표면에서 자라게 한 다음 환자에게 수술하는 방법이 적용되고 있습니다.

넷째로 자가면역질환 치료에도 지방줄기세포가 이용됩니다. 전신 홍반 루푸스, 자가면역성 갑상선염, 류머티즘관절염, 자가면역성 난청, 아토피 등이 자가면역질환입니다.

다섯째로 혈액암 이외에 암 분야에서는 특히, 유방암에서의 줄기세포 치료가 가장 활발합니다. 줄기세포를 이용한 항암 요법은 화학 요법이나 방사선 요법의 부작용도 경감시킵니다. 최근에는 지방줄기세포가 피부암의 일종인 카포시 육종의 성장을 억제해 암세포를 가진 동물의 생존율을 증가시켰다는 보고가 있습니다.

사는 동안 잘 걷고
듣고 보고 말할 수 있도록!

최근 국제 학술지 〈네이처Nature〉를 통해 70세 이후에 급격히 나이 드는 원인이 밝혀졌습니다. 세계에서 가장 큰 유전체학 연구센터인 웰컴 트러스트 생어 연구소Wellcome Trust Sanger Institute 피터 캠벨 박사팀은 웰컴-MRC 케임브리지 줄기세포 연구소 과학자들과 함께 신생아부터 70, 80대 노인에 이르기까지 다양한 연령대의 혈액세포를 분석했습니다. 그랬더니 70세 무렵이면 혈액세포 구성에 치명적 변화가 일어나 줄기세포의 다양성이 급감했다고 합니다.

65세 미만 성인의 경우 골수에 2~20만 개에 달하는 다채로운 유형의 줄기세포를 보유합니다. 그러나 65세 이상부터는 상황이 달라집니다. 겨우 10~20개에 불과한 줄기세포에서 혈액세포가 절반이 생산될 뿐이었습니다. '운전자 변이(driver mutations, 암을 일으키는 돌연변이)'같은 극히 일부의 돌연변이가 줄기세포를 더 빨리 자라게 하고, 이로 인해 질 나쁜 혈액세포가 만들어지는 상황이 빈번해지면서 문제가 발생한다는 것입니다. 줄기세포의 종류가 급격히 감소하는 70세 이상이 되면 돌연변이로 빠르게 성장한 일부 줄기세포들이 혈액세포 생산에 지배적 역할을 하고, 그로 인해 전체 혈액 구성을 좌우하게 됩니다. 사람의 평생의 시간 동안 세포돌연변이가 꾸준히 축적되어 혈액 구성에 변화가 나타나고, 70세 이후에 갑자기 몸이 허약해지는 것이지요. 줄기세포의 이러한 변화는 피부에서 뇌에 이르기까지 신체 전반에 걸쳐 일어납니다.

만성 염증, 흡연, 바이러스, 환경호르몬, 스트레스 등이 암을 유발하는 돌연변이를 가진 줄기세포를 생성할 수 있다는 저의 주장과도 일맥상통합니다. 이러한 요인들이 노화와 관련된 혈액 줄기세포 다양성의 감소를 가져올 것입니다.

라 박사의 노화역전을 위한
최고의 습관

사람들이 제게 건강한 삶을 유지하는 방법을 묻습니다. 저는 하루 1만 보 이상 걷습니다. 일주일에 2~3회는 가까운 산에 가서 걷습니다. 연구원에서 가까운 구름산을 자주 가고 관악산도 종종 갑니다. 일부 구간은 맨발 걷기를 하지요. 그리고 야생화를 유심히 보면서 생명의 신비에 감탄합니다. 걷는 동안 잡념이 떠오르면 찬송가를 소리 내서 부릅니다. '나 같은 죄인 살리신', '내 영혼이 은총 입어', '주 하나님 지으신 모든 세계', '빈 들에 마른 풀같이'···. 큰 소리로 부르면 깨끗한 공기가 폐 세포로 깊이 들어가서 좋고, 스트레스가 해소됩니다. 건강관리에 최고입니다.

노화는 다리에서 시작된다는 말이 있습니다. 걷지 않거나 걷지 못하게 되면 신체는 급속하게 노화합니다. 김형석 교수님은 100세가 넘도록 신촌 뒷산을 매일 한두 시간씩 걸었다고 하지요. 100세가 넘은 분들의 공통점은 쉼 없이 매일 습관적으로 걷는 것이었습니다.

식습관으로는 가능한 한 가공하지 않은 원재료로 만든 음식을 선호합니다. 영양가가 풍부한 식품보다 가공하지 않은 깨끗한 식품을 선택합니다. 콩, 두부, 청국장과 같은 식물성

식품을 주로 섭취하고 항산화 효과가 풍부한 비타민C, 셀레늄, 글루타티온이 함유된 종합영양제와 뇌 기능, 혈행 개선에 도움이 되는 영양제를 먹습니다.

뇌 건강을 위해 책을 많이 읽는데, 《성경》을 쓰면서 외우기도 하고 소리 내서 읽으면 뇌와 마음이 연결되어 뇌세포를 자극합니다. 그리고 일찍 자고 일찍 일어나며 충분히 잡니다. 밤 10~11시 사이에 잠자리에 들고 새벽 5시에 일어나 기도합니다. 감사 기도로 하루를 시작하고 마무리하는데 기도할 때는 몸과 마음이 평안해집니다.

여러분도 우리 몸의 모든 세포가 머리끝부터 발끝까지 서로 연락한다는 것을 이해하면, 내 몸이 얼마나 소중한지, 또 내 세포가 얼마나 소중한 것인지를 알고 잘못된 습관을 고치는 계기가 마련될 것입니다. 작은 잘못이 반복되면 어느 순간 역치에 도달하여 되돌릴 수 없는 지경에 빠집니다. 또 다른 측면에서 볼 때 알츠하이머병에 걸렸다고 하더라도 끈기 있게 반복적으로 신체운동과 지적운동 그리고 새로운 의료기술에 소망을 두고 노력한다면 역치를 넘어서 온전한 기억과 인지기능을 회복할 수 있습니다.

줄기세포를 투여받는 분들을 보면서 역치에 대해서 많이 생각해보았습니다. 우리가 원하는 개선 효과가 신체에 나타나기까지 걸리는 시간과 필요한 세포 수가 개인에 따라 차이가 난다는 것을 알게 되었습니다. 우리 몸에 씨앗이 잘 심어져 잘 자라고 열매를 맺을 수 있도록 관리되어 있으면 짧은 기간에 적은 줄기세포가 보충되어도 만족스럽게 역치에 도달합니다.

저 역시 늘 임무를 수행한다는 마음으로 살고 있습니다. 환갑을 넘긴 지금이 인생 3막인지, 인생 2막인지 모르지만 이제까지 살아온 것도 감사하고, 앞으로 살아갈 시간도 감사할 따름입니다. 그래서 아플 때나 슬플 때나 어려울 때나 힘들 때나 항상 감사합니다. 나는 참으로 행복한 사람이구나 깨닫게 되어 즐거운 마음으로 일하게 됩니다. 그리고 세상의 욕심과 근심을 모두 내려놓습니다. 마음에 평화가 충만해지면 온몸의 세포들도 건강해집니다.

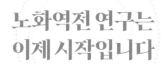

노화역전 연구는
이제 시작입니다

지금의 시대에는 양보다 질이 중요합니다. 건강 문제에서도 제대로 숨을 쉬고 있다는 사실이 아니라 생각하는 대로 보고 듣고 걸을 수 있는 자유로운 활동이 가능한 건강 상태가 중요합니다. 50대 피부를 20대 피부로 되돌리기 위해 갖가지 의학적 방법들이 시도되고 있고, 일정 부분 성과도 있습니다. 그러나 끊임없이 새로운 연구가 이루어지는 이유는 무엇일까요? 젊어지고자 하는 인류의 꿈을 아직 만족시키지 못했기 때문입니다.

육체의 질병이든 정신질환이든 병든 인생은 자유롭지 못하며 살아 있는 것을 고통으로 만듭니다. 감옥에 갇혀 자유를 잃은 것처럼, 슬프고 우울합니다. 이렇게 한숨과 눈물로 생활하던 인생이 어느 날 석방되어 마음껏 걷고 즐거운 노래를 부르는 자유인의 삶을 살게 하는 열쇠가 줄기세포입니다.

현대 의학으로 치료할 수 없는 질병은 무수히 많습니다. 최첨단 의료장비로 검사해도 이상이 없는데, 죽고 싶을 정도로 극심한 통증에 시달리는 이들을 많이 만났습니다. 자신의 줄기세포를 배양해 정맥 내에 투여함으로써 통증을 물리쳐 삶의 의욕을 되찾고, 어둡고 찡그린 얼굴에서 밝게 웃는 얼굴을 되찾아 인사하는 사례를 경험하면서 더욱 부지런히 연구하게 되었습니다.

줄기세포를 이용하면 생체 시계를 거꾸로 돌릴 수 있고, 세포 정보를 포맷하여 초기 단계로 리프로그래밍할 수도 있습니다. 2016년 후안 카를로스 이스피수아 벨몬테Juan Carlos Izpisua Belmonte라는 스페인 과학자가 생체 시계를 되돌리는 단백질 혼합물을 조로증에 걸린 쥐에게 투여했습니다. 쥐의 수명이 30% 늘었습니다. 2022년 영국 케임브리지대학교에선 50대 피부 세포를 부분적으로 리프로그래밍해 20대의 피부로 돌려놓기도 했습니다.

저는 줄기세포를 정맥 내로 투여하여 지속해서 보충해주면, 피를 만드는 골수를 젊고 건강하게 하여 젊은 피를 만들 수 있음을 확인했습니다. 혈액 주입은 동물 실험에서 이미 효과가 증명된 방법입니다. 미국 듀크대학교 의대와 하버드대학교 의대 연구진은 젊은 쥐에게 수혈받은 늙은 쥐의 수명이 9% 늘었다고 발표했습니다.

100세를 살아도 건강하지 못하면 무슨 의미가 있을까요? 줄기세포를 통해 노화역전을 이루면 늙지도, 병들지도 않으면서 오래 사는 삶이 가능해집니다.

한국의
성체줄기세포 기술

줄기세포 분야에서 한국의 기술력은 이미 세계적인 수준입니다. 세계 줄기세포 치료제 임상연구 동향을 살펴보면 국내에서만 50건 이상의 많은 연구가 진행되었습니다. 그중에서도 바이오스타 연구진은 줄기세포를 통해 일본에서 알츠하이머병 치료 승인을 받았습니다. 또한 세계 최초로 류머티즘 관절염, 자가면역성 난청 환자를 치료했습니다.

줄기세포 치료는 임상시험이 아주 활발합니다. 이미 의료 기술로서는 실용화 단계에 들어섰습니다. 전 세계 13개국에서 최대 15만 회 이상의 체험이 이루어졌습니다. 의약품으로서 이제 막 허가를 눈앞에 두고 있습니다. 현재 심장질환, 뇌졸중, 하지허혈증, 크론병 등에서 괄목할 만큼 연구 성과도 끌어냈습니다. 그중에서 특히 주목받고 있는 것이 퇴행성관절염 치료제인 조인트스템입니다. 약물과 물리치료, 악화될 경우 인공관절 수술이 전부였던 환자들에게 주사 치료의 가능성을 열어주고 있기 때문입니다.

제가 연구하는 줄기세포가 만들 미래는 불사조가 되는 것이 아니라 천수를 건강하게 살다가 하늘나라로 가는 세상입니다. 120세까지 질병과 노쇠에 이르지 않고 살기를 소망합니다. 이를 위해 많은 분과 협력하여 연구하고 있는데 그중 한 연구자가 저의 둘째 딸, 라기혜 박사입니다. 강성근 박사, 김은영 연구원과 함께 힘을 모아 암을 예방하거나 치료하는 줄기세포 백신을 개발하고 있습니다. 자신의 지방줄기세포를 배양하여 특정 항암 유전자를 포함하는 과정을 거친 후 정기적으로 정맥 내로 투여하면 항암 줄기세포가 암세포와 암줄기세포를 찾아가서 죽이는 기전을 통해 암으로부터 자유로운 미래를 기대하고 있습니다. 2024년부터 동물 모델을 이용한 비임상시험을 시작했으며, 2025년에 사람 임상시험을 계획하고 있습니다.

또한 줄기세포를 이용하여 노인의 줄기세포를 젊게 만드는 연구를 시작했습니다. 이를 위해 노화한 반려견을 대상으로 노화역전을 위한 줄기세포 연구인 나비셀 프로젝트를

10여 년의 준비를 거쳐 개시했습니다. 서울 청계산 입구에 노화역전 연구중심 동물병원을 개원했습니다. 10세 이상의 반려견에 다발하는 퇴행성 질환을 예방하고 활력을 유지함으로써 20세 이상 건강하게 살게 하는 것을 목표로 임상연구에 돌입했습니다. 제가 수의사이다 보니 직접 진료에도 참여할 수 있어 구체적인 접근이 가능합니다. 이를 통해 노화역전을 위한 줄기세포 프로토콜을 개발하여 10년 이내에는 사람을 대상으로 검증을 완료하고 싶습니다. 하기야 하늘의 뜻에 달려 있지만 말입니다.

줄기세포 치료,
대중화만 남았다

줄기세포 기술을 실용화하면서 가장 안타까운 것은 어쩔 수 없는 높은 제조 원가 때문에 가격이 비싸서, 혹은 경제적으로 부유하지만, 불신 때문에 줄기세포 치료를 선택하지 않아서 치료 시기를 놓치고, 돌아오지 못할 강을 건너는 경우입니다. 경제적 능력이 부족한 환자들이 줄기세포 치료 혜택을 보기 위해서는 의료보험이 적용되어야 하므로 의약품으로 허가받아야 하고, 약물경제성 평가도 이루어져야 합니다. 바이오스타 연구진은 이를 위해 계속 연구개발을 하고 있습니다.

물론 경제적인 능력과 현명한 선택이 잘 이루어져 줄기세포로 건강을 회복하고 활발하게 활동하며 사회에 기여하는 분들도 많습니다. 의사, 변호사, 교수는 물론 기업가들도 많은데 부산의 모 기업인은 건강이 나빠져 아들에게 경영권을 넘겨주었다가, 줄기세포 체험 이후에 다시 건강해져서 경영에 복귀하는 것을 보았습니다. 국내 주요 경제단체의 회장님은 하루가 멀다 하고 저녁 약속과 술자리를 가지면서도 활력이 넘치는 것이 줄기세포 효과 덕분이라고 합니다. 중견기업과 대기업의 회장님들이 줄기세포를 체험하면서 왕성하게 일하는 것을 자주 봅니다.

최근 80대 중견기업 회장은 부인, 딸과 함께 일본에서 줄기세포를 체험하며 화목한 가정을 이루고 있습니다. 퇴행성 관절염 때문에 무릎에 줄기세포를 맞는 정형외과 교수도 있습니다. 그런데 이분들은 대부분 신상공개를 꺼립니다. 줄기세포 치료는 해외 원정으로만 가능한 부자들의 전유물이라는 사회적 인식과 이에 대한 차가운 시선 때문일 것입니다.

사람들은 국내 기업인이 비싼 외제차를 타고 다니는 것을 못마땅해합니다. 그러나 연비가 좋고 안전하면 외제차든 국산차든 선택하는 것이 마땅하듯이 이제 한국에서 개발된 줄기세포 기술이 일본에서 승인받아 전 세계 환자들을 치료하는 시대가 열렸습니다. 저는 우리 국민들도 국내에서 안전성이 검증되고 효과가 기대되는 줄기세포 치료를 받을 수 있도록 제도를 개선하고 보험혜택을 받을 수 있기를 간절히 바랍니다.

돌이켜보면 자가성체줄기세포를 배양하여 임상에 적용하려는 시도는 지난한 규제와의 전쟁이었고 의료 기득권층과 갈등의 연속이었습니다. 특히 정맥 내 투여 방법에 의한 노화 역전과 난치병 치료의 시작은 안전성 문제와 효과가 없을 것이라는 단정 그리고 무허가 임상 적용에 대한 생명윤리 차원의 공격을 받았습니다. 결국 도전이 수포로 돌아갈 위기도 수차례 있었습니다. 그럼에도 불구하고 난청을 극복한 클로이와 같은 진실된 증거가 있었기에 포기하지 않을 수 있었고 증거에 기초한 재생의료의 개척자가 될 수 있었습니다.

이제 미국을 비롯한 전 세계 연구자들이 줄기세포의 임상 적용 방법으로 정맥 내 투여 방법을 시도하고 있습니다. 보람을 느끼면서도 조금은 쓴웃음을 짓게 됩니다. 2015년 일본에서 재생의료추진법이 발효됨에 따라 저의 줄기세포 기술은 재생의료 치료기술로서 합법적으로 승인받아 실용화되었고, 무릎 퇴행성관절염은 물론 알츠하이머병으로 고생하는 환자들의 치료에 기여하고 있습니다. 수많은 클로이가 탄생하고 있으니 얼마나 감사한지 모릅니다. 이 모든 목표를 달성하기에 인생이 너무 짧다는 조급함과 동시에 사명감이 듭니다.

앞서 살펴보았듯이 줄기세포를 이용한 재생의학을 통해 우리 몸은 젊어질 수 있습니다. 우리 몸속의 줄기세포를 활용하면 내 몸이 젊어지는 상상이 실재가 될 수 있습니다. 과거에는 상상하지도 못했던 줄기세포를 이용한 세포 치료제의 개발이 미래 의학의 가능성을 새롭게 제시하고 있습니다. 전 세계에 유례없는 체험 사례들이 바로 그 증거입니다.

건강하세요.
당신은 그럴 자격이 있습니다

"박사님, 친지들 중에 드라마를 보시는 분들은 제가 오랫동안 연기하는 것을 보고 싶으니 건강을 지켜달라고 얘기하세요."

배우 김혜자 선생님을 만났을 때 들은 말씀과 연기에 대한 사랑을 생각하면 줄기세포 연구에 더욱 힘써야겠다는 책임감이 듭니다.

김혜자 선생님은 일본에 가서 한국 기술로 배양한 줄기세포를 체험하는 분들을 접했습니다. 의료보험이 되지 않아 비싼 가격을 부담해야 하는 이 치료는 경제적으로 넉넉한 이들에게만 가능한 것이라, 가난하고 아픈 이들에게 죄송한 마음이 들었다고 합니다. 그래서 홍보대사로 위촉하고자 뵙자고

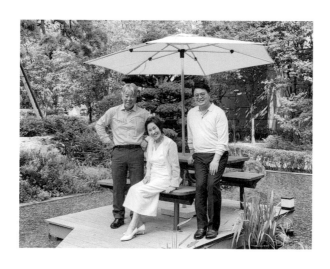

: 노화역전 연구에 함께하는 배우 김혜자, 산악인 엄홍길과 함께.

하니 그 비싼 것을 홍보할 수 없다며 꺼렸는데요. 첫 만남에
서 저희 회사의 사회복지법인인 줄기세포생명재단의 활동에
대해 듣고는 조금씩 마음이 열리셨습니다. 어려운 희귀난치
병 환자들에게 줄기세포 치료를 무상으로 지원하며 돕는다는
내용과 오병이어의 기적이라는 이름으로 영등포 쪽방촌과 탑
골공원의 어르신들께 매주 찐빵과 식혜를 나눠드리는 활동에
대해 말씀드렸더니 마음이 움직이신 것 같습니다.

  미팅을 마치고 내려가는 길에 우연히 앞치마를 두르고 직
접 찐빵을 찌며 봉사를 준비하는 제 아내를 보면서 앞으로 어
려운 환자들도 줄기세포 치료 혜택을 더 많이 보게 하자는 마

음으로 홍보대사를 수락하셨습니다.

끊임없는 열정으로 작품 활동을 하고 아프리카의 어린이를 돕기 위한 봉사를 멈추지 않는 김혜자 선생님은 오히려 저에게 응원과 격려의 말씀을 많이 합니다.

"박사님, 깊은 잠을 자고 있어요. 쉽게 피곤해지지 않고요."

김혜자 선생님의 드라마를 계속 보기 위해서 잘 걷지 않으시는 선생님과 함께 산책을 자주 해야겠습니다.

아내와 함께 오래오래
걷고 싶습니다

연기 인생 40년 차 배우 송기윤 씨에게 세월과 함께 몸에 이상 신호가 찾아왔습니다. 나이가 나이니만큼 가끔 운동할 때 기분 나쁘게 무릎에서 딱딱거리는 소리가 나고 다리가 시큰거려 못 견딜 정도였다고 합니다. 너무 방치했다가 나중에 큰 병 만드는 게 아닌가 싶어 병원을 찾았습니다. 스스로 건강염려증 환자라고 얘기할 만큼 평소 건강관리에 각별했지만 무릎에서 들리는 이상한 소리가 걱정되어 MRI 촬영을 했습니다.

뼈와 뼈 사이에 까맣게 연골이 보이고, 왼쪽 무릎은 관절의 축도 그런대로 정상적인 범주에 양호한 상태였습니다. 관절 간격도 안쪽과 바깥쪽이 거의 같은 상태를 유지하고 있었습니다. 반면에 오른쪽 무릎의 X-Ray 소견에서는 내반 변형이 있어 퇴행성관절염을 진단받았습니다.

이 경우 몸에 있는 성체줄기세포를 배양해서 관절에 주사하면 연골이 재생됩니다. 연골이 재생되면 젊었을 때처럼 마음껏 등산도 하고 운동도 할 수 있습니다. 원리는 간단합니다. 자신의 복부 피하에 있는 지방조직을 소량 채취하여, 지방조직에 있는 성체줄기세포를 추출, 배양한 후 손상 부위에 주사하면 됩니다.

바이오스타 연구진은 대형병원과의 협력을 통해 12년 이상 임상실험을 진행했고, 그 결과 안전성과 유효성이 뛰어나다는 임상 결과를 얻을 수 있었습니다. 소량의 지방조직으로부터 수억 개의 줄기세포를 배양해내는 기술력은 〈스템 셀즈 앤드 디벨롭먼트Stem Cells and Development〉 등 세계 유수의 학술지에 보고되었고, 그 우수성을 인정받으면서 사람 임상에 적용하는 원천이 되고 있습니다.

송기윤 씨는 퇴행성관절염의 진행을 막아보겠다며 저를 찾아와 줄기세포 치료 끝에 완치 판정을 받았습니다. "건강이 다른 게 아니고, 안 아프면 건강한 것이더군요." 1952년생인 그는 현재 70대인데도 패션 안경을 쓰고, 약 봉투에 적힌 작은 글자까지 읽을 정도로 젊게 살고 있습니다. 이 모든 것이 줄기세포 치료 덕분이라고 말합니다. 수천억 원을 가진 재벌이라도 병상에 누워 있으면 병실 청소부가 더 부러운 법이라고 하지요. 돈보다 건강이 우선이라고 강조하며 줄기세포를 통해 질병 예방에 힘쓰고 있습니다.

물론 줄기세포는 만병통치 치료제가 아닙니다. 그리고 모든 사람이 똑같이 효과를 보는 것도 아닙니다. 하지만 중요한 사실 하나는 내 몸을 재생하는 원천인 줄기세포를 연구하고 활용하면 보다 새로운 의료혁명을 일으켜서 우리의 건강 수명을 아주 크게 늘릴 수 있다는 것입니다.

산도, 삶도 용기 있는 사람에게 허락됩니다

의학 분야에서 인류에게 기여한 과학자에게 주는 가장 권위 있는 상은 노벨생리의학상입니다. 줄기세포 분야는 2012년 일본 교토대학교의 야마나카 신야 교수가 역분화줄기세포iPS 를 만든 업적을 인정받아 수상했습니다. 그 이전인 2005년까지는 한국의 황우석 교수님이 체세포핵이식줄기세포를 성공시켜 후보에 오르기도 했지요. 그런데 안타깝게도 논문의 오류 문제로 불발되었습니다.

2008년 11월부터 자가성체줄기세포를 이용하여 사람의 난치병 치료를 시작한 저희의 의료기술도 주목받게 되었습니다. 클로이의 청력 회복 등 기적 같은 치료 사례가 세상에 알려지면서 노벨재단도 주목했습니다. 이런 사실을 당시 〈조선일보〉 정병선 기자가 알게 되어 1년 이상 저와 연구소를 취재했습니다. 2011년에 노벨생리의학상 발표를 앞두고 신문사에 수상이 확실하다고 보고하여 5개 면을 특집기사로 구성했는데 다른 연구자가 받게 되어 크게 난처한 상황이 되고 말았습니다. 이후로 저는 정 기자에게 늘 미안한 마음을 갖고 살며 서로 안부를 주고받는 사이가 되었습니다.

2016년 어느 날 정 기자가 제게 엄홍길 대장을 소개했는데 참으로 귀한 만남이 되었습니다. 세계적으로 유명한 산악인인 엄홍길 대장은 오른발이 정상이 아닙니다. 1998년 안나푸르나를 등반하던 중에 사고로 발목이 완전히 돌아갔고, 이후 장애 등급을 받았습니다. 1992년에 낭가파르밧을 등반할 때는 동상에 걸려 엄지발가락 일부를 잘라내야만 했지요. 걸을 때 발목이 굽혀지지 않는 데다, 몸의 균형을 잡아주는 엄지발가락이 짧은 탓에 오른발에 힘을 주지 못합니다. 산에 올라갈 때는 까치발이 되기 때문에 고통이 따르고, 평소 생활에도 어려움이 있어서 의자에 오래 앉았다가 계단을 내려와야 할 때는 절름발이처럼 뒤뚱뒤뚱 내려오게 됩니다. 발목 수술을 한 주치의는 "아껴 쓰라."고 신신당부했답니다.

그럼에도 불구하고 엄 대장은 저와 함께 에베레스트산과 국내 여러 산을 오르면서 산에 대한 순수한 사랑을 가르쳐주

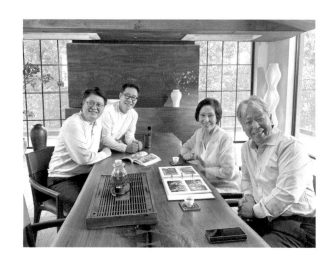

: 바이오스타의 줄기세포를 아끼는 배우 김혜자, 박상원, 산악인 엄홍길과 함께.

었습니다. 2019년에는 저희 연구원의 줄기세포 홍보대사로 위촉하여 발목관절에 1억 셀의 자가지방유래 줄기세포를 주사했습니다. 지금도 함께 산에 오르면 60대 중반의 나이에도 가장 앞장서서 빠르게 인도하는 엄 대장을 보면서 노화역전의 실마리를 찾습니다. 맑은 공기 마시기, 매일 걷기, 즐겁게 살기, 봉사하기, 열심히 일하기…. 우리 몸속 줄기세포를 젊고 활력 있게 하는 비결입니다.

사랑은 노화역전의
시작이자 완성입니다

배우 박상원 교수와의 만남은 줄기세포를 통한 노화역전의 의지를 더욱 강하게 만들었습니다. 2022년 어느 날 엄홍길 대장과 만나서 네팔에 학교 설립에 대한 지원을 논의하던 중에 박상원 교수가 엄 대장에게 전화했고 그 기회에 통화하게 되었습니다. 산에 잘 다니려면 무릎에 줄기세포를 맞아야겠다고 하여 함께 만나게 되었지요. 그렇게 시작된 만남 이후로 조인트스템의 홍보 영상을 제작하면서 내레이션을 맡아주었습니다. 그렇게 인연을 이어가던 중 얼마 전 북한산 계곡의 어느 산장에서 막걸리를 마시면서 자신보다 아내의 건강을 걱정했습니다.

그 마음이 아름다워서 부부의 줄기세포 체험을 지원하게 되었습니다. 지방조직 채취도 부부가 함께했습니다. 2023년 어느 가을날, 박상원 교수 부부가 일본 후쿠오카에서 줄기세포 체험 여행을 통해 젊어지고 건강해지기를 기도했습니다.

갱년기 아내에 대한 진정한 걱정과 줄기세포 치료를 선물하고 싶은 사랑을 보면서 참으로 기분이 좋았습니다. 사랑은 노화역전의 시작이자 완성입니다. 사랑이 뜨거우면 늙을 기회가 없습니다. 사랑으로 함께 해로하는 부부를 보면 참으로 아름답지요. 그래서 80세가 넘어서 남편이나 아내를 사별하면 급격하게 노쇠하고 건강을 잃는 사례가 많습니다. 서로 사랑하고 아끼는 마음, 이것이 팔복을 누리는 인생으로 가는 길이 아닐까요?

기가 살아야
젊어집니다

여의도순복음교회를 설립한 조용기 목사님은 한국 개신교의
상징적인 분입니다. 2009년에 만난 목사님은 파킨슨병 증세
가 매우 심했습니다.

계단을 오르지 못했고, 입가에 고인 침이 흘러내리기도 했
습니다. 강단에서 15분쯤 설교하고 나면 지쳐서 어지럽고 심
장이 뛰고 고통스러웠다고 합니다. 50년이 넘는 세월 동안 지
구를 115바퀴나 돌았을 정도로 세계 이곳저곳에서 선교한 결
과 전신이 허약해지고 말았던 것이지요. 1년 동안 신변을 정
리하고 사람들을 만나며 생을 마감할 준비를 하면서도 몸은
날로 쇠약해졌습니다. 그러던 중 척추암에 걸린 지인이 백약

이 무효인데 줄기세포를 맞고 깨끗이 나았다는 놀라운 이야기를 듣게 되었습니다.

조용기 목사님은 한 해 동안 줄기세포를 맞고 새로운 사람이 되었습니다. "제가 지금 75세인데 50대가 된 듯이 젊어진 기분입니다. 이제는 아무리 설교해도 지치지 않고, 피곤치 않고, 또 기가 막힌 것은 잠을 잘 자요." 과거에는 수면제를 먹고도 잠이 안 왔다고 합니다. 그런데 줄기세포를 투여받고 앉기만 하면 잠이 쏟아져 탈이라고 했습니다. 책상에 앉아도 잠이 오고, 드러누워도 잠이 오고, 또 잠을 잘 자니까 피곤이 그때그때 풀렸습니다.

"줄기세포를 맞으면 새로운 청춘이 찾아와요. 저는 원래 80세까지도 살 수 없을 것 같았는데 솔직히 지금만 같으면 100세까지 사는 데는 문제가 없을 것 같아요."

2009년에 신변을 정리하던 목사님은 2022년에 돌아가시기까지 전 세계를 다니며 끝까지 설교하셨습니다. 지금은 하나님의 품으로 가셨지만, 줄기세포를 맞고 좋아하는 사역을 계속하시던 모습이 눈앞에 선합니다.

조용기 목사님에게 줄기세포는 '기氣'였다는 생각이 듭니다. 동양의 기는 서양에서 말하는 에너지와 다릅니다. 숨이자 기운이자 생기를 말하지요. 흔히 '기가 빠진다.'라고 표현하는데 이는 노쇠한 상태를 말합니다. 반면에 '기가 충만하다.'라는 표현은 젊음을 의미합니다. 우리가 기를 회복하려면 어떻게 해야 할까요? 건강한 육체와 맑은 정신이 따라야 합니다. 아무리 젊어도 극심한 스트레스에 시달리면 무기력해지거나 몸에 염증이 생기고, 육체가 노화하면 급격한 노쇠의 길로 빠집니다.

조용기 목사님은 줄기세포를 통해 육체에 생기를 불어넣자 잠이 잘 오고 온몸의 감각이 살아서 마치 젊어진 듯이 느낀 것입니다.

내 몸이 나를 공격하는
난치병에서 해방됩니다
_아토피, 건선

S의 첫 기억은 아토피 때문에 부모님께서 매일 밤 녹차를 우려낸 물로 수 개월간 목욕을 돕는 장면에서 시작합니다. 초등학생 때는 같은 반 아이들에게 피부를 보여주는 게 싫어서 등교하면 피부에 밴드를 붙여 가리기 바빴습니다. 더운 여름날에는 학교에 예쁜 치마와 원피스를 입고 오던 친구들이 마냥 부러웠습니다. 그녀의 피부는 긁어서 진물로 얼룩져 있었고, 옷장에는 긴 팔 티셔츠와 긴 바지만 가득했습니다.

무더운 날 바다나 계곡에서도 놀고 싶었습니다. 어린 마음에 물놀이 후에 먹는 음식이 얼마나 맛있는지도 알고 싶었습니다. 점차 성장해 중학생이 되던 해에 애석하게도 아토피는 더 심해졌습니다. 피부 태선화도 진행되었습니다. 피부가 건조해지고 딱딱해지면서 마치 코끼리 피부처럼 두꺼워지는 현상입니다. 중학생이 되고 어쩔 수 없이 치마 교복을 입어야 하는데 팔다리에 퍼져서 드러난 아토피 때문에 부모님은 더욱 아토피 치료에 몰두했습니다. 스테로이드제 연고는 물론이고 한약, 식이요법, 달맞이꽃 오일, 온천수, 황토, 홍삼 등 안 해본 치료가 없었습니다.

아토피에는 차도가 없었고 결국 여름에도 춘추복을 입고 스타킹을 두 개씩 신었습니다. 한 개만 신으면 아토피 피부가 드러났으니까요. 집에 돌아오면 스타킹에 진물이 붙어서 살갗이 떨어지기를 3년 내내 반복했습니다. 가려움을 참지 못하고 긁어대는 자신이 너무 한심했다고 합니다. 집에 틀어박혀 게임만 했고, 이렇게 된 게 꼭 부모님 탓인 것 같아 원망하기도 했습니다.

병을 완치하고 열린 새로운 삶
-아토피

그렇게 아토피 치료를 포기해가던 그때 어머니가 줄기세포를 권했습니다. 지금까지 얼마나 많은 치료를 해왔는데, 그런 치료로 쉽게 나을 것 같지 않았습니다. '그래, 그래도 속는 셈 치고 한번 해보자.' 그렇게 줄기세포 시술을 두 차례 하고, 그녀는 경악했습니다. 아토피가 더 심해졌기 때문입니다. 혹시 모를 상황에 대비해 기록으로 남겨두겠다며 다리 사진을 찍어두었습니다. 한두 푼도 아니고 어머니가 그녀를 위해서 이렇게까지 해주는데 남은 것까지 일단 다 맞아보자는 마음으로 한두 달에 한 번씩 줄기세포를 맞으러 다녔습니다. 놀랍게도 서서히 낫기 시작했습니다. 팔이 접히는 부분부터 시작해 다리가 접히는 부분까지 두꺼웠던 피부에는 약간의 색소 침착만이 남았습니다.

고등학생 때 비로소 처음으로 하복을, 그것도 유행에 따라 치마도 줄여서 입어봤다고 합니다. 대학교 진학 때문에 치료를 잠시 중단해야 했는데, 이때는 엉덩이 아래쪽에 아토피가 약간 남았을 뿐입니다. 그마저도 다 없어지리라 기대하며 다시 치료에 임했습니다. 현재는 해외 이곳저곳을 돌아다니며 예쁜 옷을 입고 레저스포츠를 즐기며 추억을 쌓아나가고 있습니다. 아토피가 깨끗하게 나았거든요. 아직 흉터를 갖고 있지만, 그 정도쯤이야 신경 쓰이지 않는다고 합니다. 어릴 적 상처뿐인 그녀를 치료하기 위해 물심양면으로 도왔던 부모님과 몸속 줄기세포에 평생 감사한다고 전했습니다.

면역체계에 이상반응이 오다
-건선

U는 가톨릭대학교에서 학생을 가르치고 있습니다. 20대 때 강직성 척추염이라는 자가면역질환을 앓게 되었는데, 그 당시 병세가 안 좋아 사제직은 물론이고 정상적으로 살아가는 것이 어려운 상황이었습니다. 병의 후유증도 있고 타고나길 몸이 건강하지 않아서 크고 작은 병을 달고 살았지요. 허리 통증, 고혈압, 손 떨림이 심하고 체력적으로 약한 상태가 오래 지속되었습니다.

한 번은 장례미사에서 어떤 할머니의 마지막 길을 배웅해드렸습니다. 그런데 그 할머니의 따님이 줄기세포 시술을 받은 경험이 있었던 겁니다. 늘 건강이 좋지 않았던 그녀를 신부님이 눈여겨보다가 줄기세포 치료에 대해 들려줬다고 합니다. 그는 주저 없이 한번 경험해보고 싶었고, 그렇게 두 차례 줄기세포를 투여했습니다.

"하나님은 인간적인 어려움의 일상에서 놀라운 만남의 신비를 경험하게 합니다." 그는 줄기세포 체험을 통해 자신의 신앙도 되돌아보고 또 건강 측면에서 한껏 새로워지는 경험을 했다고 말합니다. 첫 번째 투여 이후 10일이 지나 부모님과 식사하러 식당에 갔는데, 부모님께서 "손을 안 떠네."라고 이야기하셨습니다. 그도 스스로 신기하고 놀라웠다고 합니다.

두 번째 시술 후에는 탈모가 멈추고 머리카락이 나는 경험을 했습니다. 40대 중반의 나이에 머리카락이 빠지는 것은 여간 스트레스가 아니었으니 매우 기뻤겠지요. 이뿐만 아니라 십수 년 동안 고통받았던 건선이 해결되었습니다. 한 달이 지나고 겨드랑이나 목 뒤의 건선이 있던 곳을 사진으로 찍어 보니 말끔히 사라져 있었습니다.

더불어 다양한 몸의 문제가 해결되었습니다. 평소 혈압이 높아서 160~170mmHg수은주밀리미터까지 올라 혈압약을 먹어야 할지 고민하고 있었는데요. 줄기세포를 두 차례 체험하고 4년이 지난 지금 130mmHg대에서 그대로 유지되고 있습니다. 그러고 나서 두세 차례 더 체험했는데 허리 통증, 몸 떨림이 많이 완화되는 효과를 경험했습니다. 그는 몸이 새로워지고 좋아지니까 긍정적이고 열정적으로 살게 되었다고 합니다. 또 희망을 갖고 살아갈 수 있는 계기였다고 말합니다. "건강한 몸에 건강한 정신이 깃든다."는 격언을 실감했습니다.

약에 의존하면 영원히 고칠 수 없습니다
-무릎 퇴행성관절염

1955년생 N은 나이가 들면서 언제부터인가 무릎이 불편했습니다. 관절에 초록 홍합이 좋다고 하기에 뉴질랜드산을 구해 먹어보았으나 오른쪽 다리를 질질 끌고 다녀야 했습니다. 악마의 발톱이라는 약초가 관절염에 좋다고 하여 10병을 사서 먹어보기도 하고, TV에 나오는 가시오가피, 보스웰리아, 콘드로이친도 다 먹어봤습니다. 물리치료, 연골주사, 한의원 침, 호랑이 크림, 뿌리는 파스 등등 다 소용이 없었습니다. 인공관절 수술을 하지 않겠다는 생각으로 그녀는 안 해본 것 없이 다했습니다.

수술하지 않는 방법을 백방으로 알아보던 중 줄기세포를 알게 되었습니다. 줄기세포를 관절강에 1억 셀, 정맥에 1.5억 셀 투여했습니다. 경제적으로는 부담되었지만 인공관절 수술을 하는 고생스러움과 고통이 없다는 이점에 큰마음을 먹고 결정했습니다. 줄기세포를 맞은 후 전반적으로 다리가 가벼워지고 다리를 뒤로 접을 수도 있었습니다. 그러나 4개월이 지나자 무거운 것을 들거나 많이 걸으면 여전히 다리가 불편했습니다. 줄기세포도 소용이 없는 것인가 답답하던 차에 저와 상담하게 되었습니다.

줄기세포를 맞은 지 4개월이 지나도 통증이 여전한 이유를 물었습니다. 무릎 통증의 원인이 무엇인지 병원에 가서 확인해보라고 했지요. 무릎 CT를 찍은 결과 연골 부위가 말끔해지고 관절 간격이 약간 벌어져 있었습니다. 줄기세포를 맞고 변화한 것입니다. 정형외과 의사가 연골 모서리에 조금 튀어나온 것이 통증을 유발한다고 했습니다. 넓적다리 근력운동과 반신욕을 꾸준히 하고, 관절염약(오스테민)을 2개월간 먹으라는 의사 선생님의 말에 그녀는 속이 시원해졌다고 합니다. '줄기세포는 거짓말을 안 하는구나!' 하고 마음으로 소리쳤습니다.

침대에 누워서, 의자에 앉아서 자나 깨나 근력운동을 열심히 하니 많이 좋아졌습니다. 요즘은 걸을 때 양발에 힘이 들어가는 것이 느껴져 기분이 좋다고 합니다. 이리저리 시간만 끌다가 무릎은 더 안 좋아지고 수십 가지 약을 먹어도 일상생활에 제약을 받으며 불편하게 살 뻔했는데 제대로 고쳐서 정상적으로 사는 삶에 매우 만족한다고 합니다.

그녀는 줄기세포 체험을 통해 특별한 경험도 했습니다. 유방이 찌릿찌릿하여 문제가 있나 걱정되어 초음파를 했습니다. 외과 의사 선생님은 2mm 물혹이 두 개 있는데 특별한 이상은 없으며, 여성이 나이가 들어도 지방세포(줄기세포)에서 여성호르몬이 분비될 수 있어서 그런 증상이 나타난 것 같다고 했습니다. 그녀는 깜짝 놀랐다고 합니다. 그 의사 선생님은 그녀가 줄기세포 정맥 주사를 맞았다는 것을 전혀 모르기 때문입니다. 줄기세포 정맥 주사가 전신에 작용한다는 것을 확실하게 알게 되는 순간이었다고 합니다. 여성호르몬이 급격하게 감소해서 나타나는 갱년기 증상으로 힘든 여성들이 여성호르몬을 복용하지 않고도 갱년기의 불편함을 해소하고 여성호르몬의 부작용인 유방암의 위험에서도 벗어날 수 있겠다는 생각이 들었습니다.

그녀는 이제 무리하지 않는 한도 내에서 하고 싶은 일을 하면서 몸을 아끼며 살아야겠다고 합니다. 70세에 들어섰지만, 언제 나이를 먹었는지 마음은 아직 40, 50대 같다고 합니다. 줄기세포를 맞으며 마음도 몸도 40, 50대로 살아보겠다고 다짐합니다.

정신의 감옥에서
풀려나다
_알츠하이머병

"네 엄마가 철도 아닌데 호박을 따오라고 그런다."

82세인 어머니가 호박 철이 아닌데 호박을 따오라 하고, 밤인데 낮인 줄 안다며 아버지가 장난으로 놀리셨습니다. K는 처음에 어머니가 낮잠 주무시고 헷갈려서 그러신가 보다 하고 넘어갔는데 어느 날 막내며느리를 못 알아보고 조카 손주 며느리냐며 엉덩이를 두드렸다고 합니다. 그러던 어느 날 새벽녘에 돌봄교실에 간다고 옷을 갈아입다 넘어지셨습니다. 고관절이 골절된 채로 아버지가 발견할 때까지 쓰러져 있었다고 합니다. 구급차로 이동하는 동안 섬망 증세로 가족을 못 알아보고, 이상한 말을 하는 등 상태가 심각했습니다. 어머니는 지금도 그때를 기억하지 못한다고 합니다. 검사 결과 알츠하이머병을 진단받았고, 요양병원에서의 입원 생활이 시작되었습니다.

대소변 장애가 왔고, 어린아이와 같은 모습으로 변해갔습니다. 고관절 수술을 하고 도수치료를 열심히 했지만, 보행은 점점 힘들어졌습니다. 온화하고 점잖던 어머니는 밤낮없이 지인에게 전화해서 핸드폰에서 가족 이외의 전화번호를 다 삭제해야 했습니다. 가족들에게도 밤낮을 가리지 않고 전화했고 대소변 장애는 점점 더 심해졌으며, 보행은 몇 발짝 떼는 것도 힘겨워졌습니다.

한번은 의사 선생님에게 버럭 화내며 "의사가 이것도 못 고치냐!"고 언성을 높이거나 죽여달라고 떼쓰기도 하고 요양원 어르신이랑 험한 욕설을 하며 싸우는 등 성격도 변해갔습니다. 방금 한 말을 기억 못 해서 거짓말쟁이가 되어갔고 "언제 해줬냐! 내가 언제 그랬냐!"고 우기고 화내는 통에 가족들 또한 지쳐가고 있었습니다. 알츠하이머병 약 부작용으로 입술 떨림이 심했지만, 약은 더 고용량으로 바꿔 써야 하는 상황이었습니다.

그러던 차에 아는 분의 어머니가 아들도 못 알아볼 정도였는데 줄기세포 치료를 받고, 병증이 좋아져서 여생을 집에서 보내다 생을 마감했다는 이야기를 듣게 되었습니다. 어머니가 너무 간절히 집에 오고 싶어 해서 자식들이 어머니를 모시고 줄기세포 시술을 하게 되었습니다.

2023년 2월 시술 후 얼마 지나지 않아 알츠하이머병 검사를 하는 날 검사 점수가 10점이나 올랐다고 합니다. 의사 선생님도 놀라면서 1점만 더 받았으면 알츠하이머병 환자에게 주는 혜택도 못 받을 뻔했다고 말했습니다. 혈색이 좋아지고 총명해지고 다리에 힘이 들어가는 모습을 보고는 그해 4월에 한 번 더 맞았습니다. 그때부터 어머니의 갑작스러운 한밤중 전화가 끊겼습니다. "아파서 죽고 싶다.", "털실 사 와라." 등등 한번 꽂히면 해결될 때까지 가족들에게 전화하던 일들이 없어졌습니다. '어머니가 이렇게 살다 돌아가시려는구나.' 하고 마음 아픈 일상을 살던 가족들에게도 희망이 생겼습니다.

2023년 5월 세 번째 줄기세포를 투여하고 요양원에서 퇴소했습니다. 요양원 생활을 한 지 1년 만에 알츠하이머병이 나아져서 퇴소했다고 하니 주변에서는 세상에 듣지도, 보지도 못한 일이라고 했습니다. 지금은 대소변 장애가 완전히 나은 것은 아니지만 많이 좋아졌고, 지팡이 없이 소파에서 벌떡 일어나 식탁으로 걸어와서 식사도 하십니다. 돌봄교실에서 돌아오면 아버지와 지팡이를 하나 짚고 동네 산책도 합니다. 몇 개월 전 공항에서 세 발자국도 못 떼고 주저앉았던 어머니는 이제 집에서 아버지와 노년의 일상을 되찾았다며 행복해합니다.

엄마의 봄날은 다시 올까?

-알츠하이머병

J의 어머니는 1943년생으로 2012년에 경도 인지 장애를 진단받았습니다. J는 2008년 가을쯤 그녀의 어머니에게 줄기세포 시술을 권했습니다. 어머니가 그해에 퇴행성관절염을 진단받았거든요. 그리고 무엇보다도 그녀의 외할머니처럼 알츠하이머병에, 또 아버지처럼 뇌졸중에 안 걸리려면 줄기세포의 도움을 받아야 한다고 생각했습니다. 그러나 딸의 말에 어머니는 깜짝 놀라 펄쩍 뛰었다고 합니다.

"내가 왜 알츠하이머병에 걸려? 10년 뒤에 무슨 일이 생길 줄 알고 검증도 안 된 걸 정맥에 맞으라는 것이냐?" 결국 딸의 성화에 못 이겨 무릎관절에만 시술했습니다.

그때까진 어머니가 그렇게 빨리 알츠하이머병을 진단받을 줄 몰랐다고 합니다. 2012년 2월 건강검진에서 MRI 검사 후 해마가 위축되어 경도 인지 장애를 진단받고도 어머니는 가족들에게 그 사실을 숨긴 채 몰래 뇌 영양제를 드셨습니다. 어느 날 어머니가 딸에게 물었습니다.

"뉴스를 보니 서울대에서 줄기세포로 알츠하이머병을 낫게 하는 연구를 한다는데, 내가 무릎에 맞은 줄기세포가 뇌에도 좋으냐?"

그렇게 병원 처방전과 복용하는 약들을 보여주시어 비로소 어머니의 상태를 알게 되었습니다. 어머니는 스스로 정신을 차리기 위해 이를 악물고 애쓰고 있었던 겁니다.

딸과 함께 1박 2일간 여행 간다고 마냥 즐거워하며 중국과 일본으로 줄기세포 체험을 하는 동안 다른 사람이 봐서는 치매인 줄 전혀 모를 정도로 어머니는 상태가 좋았습니다. 정맥주사로 신청해두었는데 본사에서 주사 부위를 확인하려고 전화하면 어머니가 슬쩍 얼굴 피부로 부위를 바꿔서 몇 번 정정했습니다. 엄마도 여자라는 점과 사람이 건강해지면 외모에 관심을 기울인다는 건 당연한 이치라는 점도 깨닫게 되었습니다.

이후 두 번의 큰 낙상사고로 한 달씩 입원하면서 급격히 체력이 저하되었지만 70대 할머니의 뼈가 마치 40대와 같다며 골절이 안 된 것이 축복이라고 의사 선생님이 말했습니다. 줄기세포가 뇌에는 천천히 작용해도 맞는 동안 감기 한번 걸리지 않아서 감사했습니다. 알츠하이머병은 진단이 늦은 경우가 많아 자각한 뒤 3~4년이 지나면 진행이 급속하게 빨라지고, 진단 후에 평균 수명은 7년이라고 합니다.

J는 어머니가 처음 알츠하이머병을 진단받았을 때 5분 간격으로 전화하고 또 그 사실을 잊어버리고 전화해서 힘들었다고 합니다. 하지만 10년이 지난 지금 요양보호사가 집에 오

셔서 식사랑 집안일을 도와주면 식사하고 화장실에 가는 데는 문제가 없는 생활을 지내고 있습니다. 조금 전에 했던 말을 잊기는 해도 가족들 이름과 얼굴은 잊어버리지 않고 목소리만 듣고도 여섯 남매가 누구인지 모두 압니다.

그녀는 알츠하이머병 발현이 어머니보다 늦었던 사돈어른이 돌아가시는 걸 보면서, 어머니가 코로나19로 3년간 주사를 투여하지 못했는데도 다행히 더 나빠지지 않고 견딜 수 있음에 감사했습니다. 더도 말고 덜도 말고 지금만 같기를 바란다고 합니다.

"홀로 여섯 남매를 키우며 근심걱정과 우여곡절이 많았으니, 평생 긴장을 늦추지 않고 사신 엄마가 치매라는 지우개로 걱정을 비우려는 것 같습니다. 비용적 부담으로 자주 맞을 수는 없습니다. 그러나 줄기세포의 도움으로 무릎관절이 건강해 잘 걸어 다닐 수 있고 식사도 잘하고 화장실 가는 것도 문제없으니, 1년에 3~4회라도 줄기세포를 투여해드리고 싶은 마음입니다."

코로나19 팬데믹 이후로 오랜만에 줄기세포 체험을 다녀온 후 기분이 많이 좋아지셨다는 J의 말을 듣고 어머니에게 전화했습니다.

"엄마, 뭐 하세요?", "세금이 많이 나와서 정리하고 있어."

어머니의 말씀에 웃음이 터지면서 몸이 더 많이 좋아지셨구나, 생각했습니다. 일상을 추억하며 얘기하는 것이며, 잊고 있었던 아들 걱정을 다시 시작한 것을 보면 줄기세포 체험이 효과가 있는 것 같습니다. 그녀는 어머니를 늘 걱정하고 좋아하는 아들 곁에 있게 하고 요양원에 가지 않도록 하는 것이 가족이 할 수 있는 최선이자 어머니의 봄날을 지키는 일이라고 생각하며 줄기세포에 희망을 겁니다.

죽어가던 뇌가 되살아났다고?
-알츠하이머병

"무엇이 좋은가를 아는 것은 지知이고, 그것을 실천하는 것은 지혜智慧입니다. 줄기세포 체험을 행동으로 옮기느냐 마느냐는 우리의 선택입니다."

노인전문요양원을 운영하는 H는 70대 중반입니다. 2018년 여름 한 대형마트에서 쇼핑한 후 야외 주차장에 주차해둔 차에 앉아서 핸드폰을 보고 있었습니다. 갑자기 차 뒤에서 쿵 소리가 나길래 "아이구! 누가 내 차를 박았구나!" 하고 차에서 내려보니, 뒤에 주차된 차 안에는 아무도 없고, 문이 잠겨 있었다고 합니다. 귀신이 곡할 노릇입니다. 어찌 된 일인지 생각해보니 그가 주차한 곳은 나무 그늘이었지만, 나무도 안 보였습니다.

알고 보니 그의 차가 뒤에 주차된 차를 박은 것이었습니다. 아마도 핸드폰으로 원격 시동을 걸고 후진 기어를 넣은 것 같았습니다. 그전에 차에 올라타 핸드폰을 켠 것까지는 기억나는데 그 이후가 기억나지를 않으니 미칠 노릇이었습니다. 그때 만약 차 뒤로 어린아이나 고령의 할머니가 지나가고 있었다면 상상만 해도 끔찍했습니다.

그날 있었던 일이 건망증을 넘어서는 심각한 상황이라고 판단하고 정밀 검사를 받았습니다. 검사 결과 아밀로이드 베타가 발견되었으며, 알츠하이머병의 전 단계인 경도 인지 장애 판정을 받았습니다. 처방받은 약물을 복용하던 중 줄기세포 치료를 접하게 되었습니다. 2020년 4월부터 매달 1회씩, 총 여덟 차례를 체험하고 2020년 11월에 대학병원에서 다시 검사한 결과, 담당의가 아밀로이드 베타가 사라졌다고 했습니다. 꿈인가 싶었다고 합니다. 여생을 송두리째 흔들 알츠하이머병의 위험으로부터 해방되었으니 말이지요. 담당의도 줄기세포 치료 효과에 놀라며 학회에 발표해야겠다고 기뻐했습니다.

그는 줄기세포 치료 이후 새로운 삶을 살고 있습니다. 골프 동호회를 2개나 만들어 매월 정기적으로 운동하고, 여러 모임에도 적극적으로 참여하여 친구들과 우정을 나눕니다. 현재의 삶에 감사하며 보다 활동적이고, 긍정적으로 변화한 모습에 더없이 기쁜 시간을 보내고 있습니다. "아픈 후에 명의나 명약을 찾지 말고, 애당초 아프지 말아야 한다."라는 격언에 공감하며, 모두가 행복한 삶을 위해 자신의 몸을 책임지는 선택을 해야 한다고 꼭 당부했습니다.

죽은 신경세포를 살리는
새로운 시도
_뇌성마비

N은 시험관으로 어렵게 태어난 여자아이입니다. 미숙아로 8개월 만에 세상 밖에 나왔습니다. 태어나자마자 폐세포 미성숙 등 모세혈관이 발달하지 못했다는 소견과 망막 손상, 뇌출혈 소견을 받고 인큐베이터에서 오랜 기간 버텨야 했습니다. 유치원을 다니는 동안 감기는 물론이고 장염, 위염, 수족구, 뇌수막염 등 유행하는 질병들은 다 겪었다고 할 정도로 체력이 약했습니다. 유치원은 한 달에 두 번 등원했을 정도로 정상적으로 생활하기 힘들었다고 해요. 부모들은 건강하게 낳아주지 못했다는 죄책감에도 시달렸겠지요.

더는 아프지 말고 친구들이랑 어울려 놀았으면 하는 마음으로 부모들은 줄기세포 치료를 마음먹었습니다. 그런데 아이의 혈액과 줄기세포를 채취한 뒤 첫 주사 날짜를 기다리던 중에 또다시 뇌수막염에 걸리고 말았습니다. 너무 급속도로 진행되어 백혈구 수치가 정상의 3,000배를 뛰어넘었고, 뇌부종까지 진행되어 자칫 뇌 손상이 일어날 수 있는 긴급한 상황이었습니다. 밤낮으로 열을 내리기 위해 해열제와 물수건으로 돌보았지만 열이 잡히지 않았습니다. 그렇게 보름 동안 구토와 뇌압으로 인한 구역감 때문에 제대로 먹지 못한 N은 항생제에 의지해 치료에 전력을 다했지만, 쉽게 나아지지 않았습니다. 의사 선생님이 예상한 퇴원 날짜가 지나고, 줄기세포 주사 날짜는 다가오고. 속이 타들어갔습니다.

퇴원하는 날까지도 열이 떨어지지 않아서 퇴원 보류를 고려해야 하는 상황이었습니다. 병원에서 책임을 묻지 않겠다는 각서를 쓰고 겨우 통원치료로 전환해서 퇴원했다고 합니다. 공항에 비행기를 타러 가는 동안에도 N은 구토와 다리 풀림, 어지럼증을 호소해서 그냥 포기해야 하나 고민했습니다. 결국 어렵게 주사를 맞았고 N은 한숨 자고 일어날 수 있었습니다. 그런데 아이가 일어나자마자 배고프다며 먹을 것을 찾고, 이렇게 많이 먹어도 되나 싶을 정도로 먹었다고 합니다. 돌아오는 비행기에 탈 때까지도 먹을 것을 놓지 않았고 비행기에서는 그동안 잠을 못 잔 사람처럼 푹 잤습니다. 눈빛도 다르고 열도 없고 어지럽지도 않은, 완전히 다른 아이가 되어서 돌아왔습니다.

그러고 하루 만에 통원치료 없이 정상적인 생활이 가능해 졌습니다. 주사를 계속 맞으면서 계절마다 줄기세포 투여의 효과를 눈으로 확인했습니다. 여름철 물에 발만 담가도 걸렸던 열감기도, 겨울에 손끝의 피부가 벗겨지는 피부병도, 뇌수막염도, 수족구도, 폐렴도 가벼운 감기로 지나갔습니다.

N은 이제 초등학교 고학년입니다. 인큐베이터에서 작은 몸에 주삿바늘을 달고 나온 아이가 또래보다 키가 크고 발육이 좋고 학교생활을 잘 해내는 아이로 성장하고 있습니다. 이제는 학교에서 부반장도 하고 즐겁게 생활합니다. 수영장을 다녀와도 아프지 않고 학교에 전염병이 돌아도 옮아 오지 않습니다. 부모들은 그때 퇴원하지 않고 주사를 맞지 못했더라면 어떻게 되었을지 어머니는 상상도 하기 싫다고 합니다.

자폐증 아이의 뇌를 활성화하라
-ADHD, 자폐증

결혼 7년 차에 산부인과를 다니면서 어렵게 갖게 된 아들 D는 5세에 자폐증을 진단받았습니다. 유치원 선생님이 "또래 친구들과 좀 달라서 의사의 상담을 받아보는 게 좋겠어요."라고 했기 때문입니다. 초등학생 시기 내내 정신과 치료를 받으면서 비슷한 자폐증 아이들과 놀이치료, 체육활동을 열심히 했습니다. 조금씩 나아지는 것 같았지만 또래 아이들과는 어울리지 못하고 특수 학급에서 지냈습니다. 어떤 때는 분노 조절이 안 되어 친구들과 싸우기도 했고, 선생님을 물기도 했습니다. 그럴 때면 약을 더 많이 투여했고, D는 기력 없이 축 처져서 눈빛에 생기를 잃은 채 잠만 잤습니다. 부모님은 현대의학으로는 해결책이 없다고 판단했습니다.

주된 병명은 상세불명의 전반적 발달장애이고, 활동 및 주의력장애ADHD, 상세불명의 행동장애도 있습니다. 지금은 고등학교를 다니고 있어 덩치는 커다란 성인이지만, 정신적으로는 4세 정도의 유치원생 수준입니다. D가 할 수 있는 말은 고작 단어 정도입니다. "엄마", "아빠", "김밥", "냉면", "짜장면 먹고 싶어.", "아이스크림 사줘." 그리고 동생 이름 정도였습니다. 계속해서 손뼉을 치고, 자기 세계에 빠져 혼자 중얼거리기도 하고, 간헐적으로 소리 지르거나 펄쩍펄쩍 뛰기도 했습니다. 18년간 누군가는 꼭 집에서 D를 지켜야 했습니다. D를 데리고는 외식도, 여행도 불가능했습니다.

D가 고등학교 1학년 때 지인으로부터 줄기세포를 소개받았습니다. 혈액 채취, 지방 채취 단계부터 어려움이 있어서

결국 전신마취 후에 지방을 채취했습니다. 일주일간 정밀 관찰한 결과, 조금은 편안해 보였다고 합니다. 한 달에 한 번씩, 그렇게 세 차례 줄기세포를 투여한 날이었습니다. D를 말만으로도 통제할 수 있게 되어 부모님이 핸드폰으로 업무를 볼 시간이 생겼다고 합니다. 줄기세포 시술 횟수가 늘어가면서 약간 부자연스러워도 가족끼리 외식할 수 있게 되었습니다.

감기를 앓아도 아프다는 의사표현을 잘 못 했던 D가 어느 날에는 "머리가 아파요. 몸살이 날 것 같아요."라고 했습니다. "아빠, 사우나 가요.", "머리가 많이 자랐어요. 깎으러 가요." 등 의사표현을 할 수 있게 되어 부부는 감사할 뿐이었습니다.

바이오스타 연구진은 정맥 주사보다 척수강 내 시술이 뇌 질환에 더 효과가 있을 거라고 판단했습니다. 정상인도 하기 어려운 새우 자세를 시켰는데도 D는 4개월 전과는 다르게 자세를 잡고 시술을 마쳤습니다. 정맥 주사만 맞을 때보다 정맥과 척수강 내 시술을 같이 하니 변화가 훨씬 컸습니다. 눈빛이 살아나 개구쟁이 같았고, 궁금한 것이 많아졌으며, 배고프다고 라면도 혼자 끓여 먹는 등 확실한 변화가 있었습니다. 그전에는 누군가가 항상 함께 있어야 했지만, 이제는 아이를 집에 혼자 두고 나가도 괜찮았습니다. 부부는 시장도 가고, 영화도 보러 나갈 수 있습니다. 그 시간에 D는 집에서 혼자 컴퓨터를 켜고 좋아하는 음악을 듣고 영상을 봅니다. 그러다 배가 고프면 냉장고를 열어 스스로 끼니를 해결합니다.

이제는 사람들이 아이를 이상한 눈빛으로 쳐다보지 않습니다. 무턱대고 피하지도 않습니다. D는 소리를 지르지도 않고 반복해서 박수를 치지도 않습니다. 부모님은 아이가 이렇게까지 좋아질 줄 전혀 기대하지 못했다고 말합니다.

면역력과 뇌 기능은 관계가 깊습니다
-뇌성마비

Z는 2013년에 태어난 남자아이입니다. 출생의 행복과 기쁨도 잠시 100일 무렵 다른 아이들에 비해 목 가누기가 안 되고 온몸이 뻣뻣하게 긴장한 것을 보며 이상 징후를 느꼈다고 합니다. 대학병원에서 검사한 결과 백질연화증과 뇌성마비 진단을 받았습니다. 유난히 잘 웃던 아이인데 아프다는 얘기가 믿기지 않았던 부모는 심장이 철썩 내려앉았겠지요. "소아 재활은 빨리 시작할수록 좋다."는 의사 선생님의 조언에 따라 100일 된 아이를 안고 매일 물리치료, 작업치료를 받으러 다녔습니다. 두 달이 지나 목을 가누게 되었고 또 뒤집기하는 아이를 보며 열심히 재활치료를 하면 평범한 아이들처럼 어린이집과 학교를 다닐 수 있을 줄 알았습니다.

1년 후에 세브란스병원에서 20분의 평가 시간을 거치고 뇌병변장애 1급 판정을 받게 되었습니다. 장애등급 판정서를 받아들고는 아이를 안고 얼마나 울었는지 모릅니다. 아이를 위해 해줄 수 있는 것이 재활치료밖에 없는 현실이 막막했고, 병원도 6개월마다 옮겨 다니며 치료하고, 또 대기해야 하는 의료현실이 버거웠습니다.

그렇지만 아주 조금씩 좋아지는 아이를 보며 힘을 얻던 중이었습니다. 5세가 된 아이를 보낼 어린이집을 알아보았습니다. 걷지 못하는 아이는 어린이집에 입학하기 힘들다는 거부의사를 듣고 느낀 절망감은 이루 말할 수 없었습니다. 다행히 한 곳에서 합격 연락을 받고 장애 전담 어린이집을 다니며 재활치료를 병행하던 중 줄기세포에 관한 이야기를 들었습니다. Z와 같은 질환을 앓는 친구가 일본에 가서 두 차례 줄기세포를 맞더니 좋아졌다고 말입니다.

초등학교 입학하기 전에 조금이라도 좋아졌으면 하는 바람과 뭐라도 해주고 싶은 부모 마음에 담당자와 상담 후 제대혈보다 많은 세포를 투입했습니다. 엉덩이에서 지방을 채취해야 했지만, 병원 생활을 오래 해서 주삿바늘만 보면 우는 아이를 달래가며 무사히 마칠 수 있었습니다. 2개월에 걸쳐 두 차례 시술을 받고 많은 변화가 일어났습니다.

사회성이 부족해 형이랑 놀 때도 원하는 장난감을 달라고 떼쓰고 소리 지르던 평소 모습과는 달리 조금 기다릴 줄 알고 차분해졌습니다. 주변 사람들의 이야기를 듣고 금방 따라 하는 모방 행동이 늘었고, 대화에서도 생각하고 대답하는 느낌을 받았습니다.

일본에서 1차 줄기세포 치료를 받을 때 치료사 선생님들이 "뭐 타고 왔어?"라고 질문하면 장애인 콜택시를 타고 왔다고 답했습니다. 그랬던 Z가 2차 줄기세포를 맞은 후에는 비행기를 타고 왔다고 설명하고, 안 아프려고 주사 맞으러 왔다고 대답하는 것을 보며 놀랐습니다.

글로리아 최 MIT 뇌인지과학부 교수의 연구에 따르면 "사람의 면역체계가 뇌 기능은 물론, 사회적 행동에도 영향을 미칠 수 있다."라고 밝혔습니다. 즉, 면역력을 활성화해 자폐 증상를 완화할 수 있는 것이지요. 면역체계와 뇌가 상호작용하고 그것이 면역력을 올리는 데 활용될 수 있다면, 직접적인 줄기세포 치료를 통해 발달장애뿐 아니라 다양한 뇌질환을 이해하고 치료하는 새로운 길이 열릴 것입니다.

절망에서
피어나는 꽃
_녹내장

녹내장은 참 무서운 안질환입니다. 요즘에는 안과병원마다 있는 안압체크기가 조기 발견에 많은 도움이 됩니다. 과거에는 자각증상이 없어서 녹내장 환자들이 조기 발견의 시기를 놓치는 경우가 많았습니다. 1936년생인 H는 1995년경 눈의 이상을 느끼고 거주하는 지역인 청주의 모든 안과병원을 찾았다고 합니다. 30년 전만 해도 중소도시에는 녹내장을 진단할 수 있는 의사가 없었다고 합니다. 심지어 대학병원에도 말이지요.

그렇게 한 5년의 세월을 보내다 운 좋게도 서울에서 일주일에 한 번씩 충북대학병원 안과에 내진하는 녹내장 전문의 교수님을 만났습니다. 녹내장이 너무 많이 진행되어 걱정이라는 말을 들었습니다. 안압이 20mmHg 이하면 그럭저럭 견딜 수 있고 20mmHg를 넘으면 위험선인데, 그의 안압은 25mmHg였습니다. 시신경 120만 개 중에서 20만 개 정도 남았다고 했습니다. 눈앞이 캄캄해졌지요. 녹내장은 현대 의학으로 치료해서 시력을 회복할 수 있는 질환이 아니니까요.

약물로 안압 상승을 억제해 시력 저하를 지연시키는 치료가 유일한 방법입니다. 약물로 안 되면 수술해야 하는데, 환자에 따라서 수술해도 별 효과가 없는 경우도 있습니다. 나름대로 고민하면서 방법을 찾던 그 시기에 황우석 박사의 배아줄기세포 논문 조작사건이 오히려 희망의 실마리를 주었다고 합니다. 사람들이 대부분 줄기세포에 대하여 부정적으로 생각하고 비난할 때 H는 희망을 걸었습니다. 60대 초반이라 아직 살날이 많은데 시력을 잃으면 큰일이니까요.

가족의 반대가 만만치 않았습니다. 믿을 수가 없다는 이유였지요. 오랜 설득 끝에 마침내 2010년 7월 17일 생애 최초로 일본에 가게 되었습니다. 시술받은 날 밤, 참으로 오랜만에 깊은 잠에 빠졌다고 합니다.

그는 눈의 변화를 설명했습니다.

"어느 날 화장실에 가서 큰 거울을 봤는데, 보이는 게 달랐습니다. 말하자면 시야가 이렇게 넓어진 거예요. 이 기적의 줄기세포를 저는 어떻게 설명해야 할지 모르겠습니다."

총 네 차례의 시술을 마치고 어느 봄날 안과에 가서 안압 체크를 했습니다. 그 결과는 놀라웠습니다. 코솝과 알파간 피 점안액을 20여 년간 사용해도 18mmHg 전후였던 안압이 10mmHg까지 떨어져 있었습니다. 현재까지도 그 안압이 유지되고 있습니다. 기회가 있을 때마다 꾸준히 줄기세포를 시술받은 결과 지금까지 무난히 경제활동을 하고 있습니다.

그는 사실 무릎관절로 인한 고통도 심각했습니다. 파스를 수십 장씩 사다 놓고 매일 붙여도 밤에 잠을 제대로 잘 수가 없었습니다. 그런데 첫 번째 시술 후 10여 일이 지난 후부터 그 지긋지긋하던 통증이 사라졌습니다. 거짓말 같았다고 합니다. 하루는 정형외과에서 무릎 사진을 찍어 보았더니 나이에 비해서 연골 상태가 아주 양호하다고 했습니다. 늘 고생스럽던 퇴행성관절염을 완전히 치유하게 된 것입니다. 지금 90세를 바라보는 나이에도 불구하고 하루에 3km 이상을 걷고 500m 이상을 달리고 줄넘기를 300회 넘게 합니다. 이 모든 게 줄기세포 덕분이라고 말합니다.

혈관이 다시 생기다니
믿을 수 없습니다
_버거씨병

국가유공자인 S는 40년 전에는 용감한 군인이었습니다. 1972년 베트남전쟁에 참전했을 때 극심한 다리 통증을 느껴 병원에 이송되었다가 버거씨병 진단을 받았습니다. 그 후로 30년간 목발을 짚으며 다녔습니다. 한 걸음을 내디딜 때마다 극심한 고통을 겪는 버거씨병은 혈관 폐쇄로 인해 사지말단이 괴사하거나 심할 경우 절단까지 할 수 있는 혈관질환입니다. 사지, 특히 하지 중간 크기의 동맥, 또는 작은 크기의 동맥이나 정맥이 급성·만성으로 염증을 일으키는 혈관질환 중 하나입니다.

질환이 심해지면 피가 잘 통하지 않기 때문에 하지 통증이 유발되고 심하면 말단부 조직들에 일부 괴사가 생깁니다. 불행히도 버거씨병 환자들은 대부분 대증치료에 머무릅니다. 아직 원인이 알려지지 않았기 때문에 진통제로 통증을 치료하고 괴사하면 외과적으로 절단해야 합니다. 근본적인 치료법이 없다는 뜻입니다.

S는 베트남전쟁 중 다리 통증을 대수롭지 않게 여겼지만, 노년에 이르러 걸을 수도 없는 지경에 이르렀습니다. 피부가 발가락을 시작으로 괴사하면서 불안은 현실이 되었습니다. 의사들은 절단을 권했습니다. 그러나 다리만큼은 포기할 수 없었다고 합니다. 매일매일 곪아서 썩어들어가는 다리를 소독해가면서 말 그대로 하루하루를 버텼습니다. 고통이 심해 잠을 전혀 못 자고 자살 시도를 했을 만큼 고통은 극심했습니다. 그러다 줄기세포가 도움이 될 거라는 말을 듣고 두 번 맞았더니, 결과는 상상 이상이었습니다. 썩어들어가던 부위가 좋아졌습니다. 집 안의 소일거리를 도맡아 할 만큼 건강해졌습니다. 작은 변화가 인생을 바꾼 셈이지요.

현재 의학 수준으로는 특별한 치료법이 없어 발을 절단할 위기에 놓여 있는 중증 하지허혈 환자들에게 줄기세포 치료는 유일한 희망입니다. S 외에도 기억에 남는 분이 있는데요. 17년간 앓아온 당뇨 합병증으로 다리를 절단할 위기에 놓인 70대 초반의 환자 R입니다.

다리 절단 위기에서 줄기세포를 만나다
-당뇨병성 족부궤양

1939년생 R은 1993년에 당뇨병 판정을 받았습니다. 한 내과에서 처방해주는 약을 3년간 먹으며 건강관리를 철저히 했지만, 날이 갈수록 혈당치가 상승하여 공복 혈당은 평균 200~250mg/dL데시리터당 밀리그램, 식후 2시간 혈당 평균은 400~450mg/dL으로 올랐습니다. 이뿐만 아니라 얼굴과 다리에 심한 부종이 있었고 밤사이 5~6회씩 소변을 보는 탓에 숙면하지 못했습니다. 성격은 난폭해져 대인관계를 기피할 지경이었습니다. 병원에서 처방받은 경구용 혈당강하제를 장기 복용하면 약효가 떨어지고 간, 신장, 심장 등 장기에 치명적인 합병증을 유발한다는 사실을 당뇨병을 앓은 지 8~9년이 지난 뒤에야 비로소 알게 되었습니다.

결국 인공췌장기(인슐린펌프)를 허리에 차고 하루하루 고된 삶을 살았습니다. 복부에 바늘침을 고정해서 인슐린을 공급받게 된 것이죠. 다리 상처는 고름 부위가 점점 넓고 깊어지면서 갈수록 악화되어 생명을 위협할 수 있다는 경고까지 받았습니다. 병원은 다리 절단 외에는 특별한 방법이 없다는 소견을 제시했고, 결국 절단 수술 날짜를 잡았습니다.

그러던 중 R은 줄기세포를 알게 되었습니다. 다리를 지킬 수 있다면 무엇이든 하고 싶었습니다. 2010년 9월 교토병원에서 정맥 2억 셀, 왼쪽 발등 족부궤양 상처에 5,000만 셀, 오른쪽 다리 정강이 아래에 5,000만 셀 등 총 3억 셀을 투여받았습니다. 다리 절단을 앞두고 갖가지 감정이 교차했다고 합니다.

줄기세포를 시술한 지 10일 후 고름투성이던 다리와 상처 부위가 70~80% 호전되더니 20일 후에는 90% 정도 아물었습니다. 게다가 새까맣게 썩어들어가던 상처 부위에 어느덧 새살이 돋아나기 시작했습니다. 족부궤양의 상처가 아물면서 수족 저림 현상도 사라졌습니다. 그리고 바늘로 쑤실 듯 참을 수 없었던 통증마저 말끔히 사라져서 감격스러웠습니다. 그 후 2차로 3억 셀을 시술받았더니 합병증으로 인한 왼쪽 발 족부궤양과 오른쪽 손발 저림이 정상에 가까운 수준으로 나았을 뿐 아니라 평소 칙칙하고 푸석하던 얼굴이 맑고 깨끗해져 가족들과 지인들로부터 얼굴색이 좋아졌다는 인사를 듣기에 바쁠 지경이었습니다. 또 심한 피로감과 무력감이 씻은 듯 사라지고 삶의 의욕이 샘솟았다고 합니다.

줄기세포를 투여받은 후 두 달이 채 안 되어 새살이 돋고 수족 저림 현상이 사라지는 등 놀라운 효과를 거두어서 그의 사례는 미국 라스베이거스에서 열린 성체줄기세포 학술재단 ICMSThe International Cellular Medicine Society에서 발표되기도 했습니다.

숨쉬기가 너무
답답했어요
_폐기능 저하

"죽다가 살아난 게 신기하네요."

특발성 폐섬유증으로 5년 시한부 판정을 받은 78세 Q는
지인의 소개로 줄기세포를 투여받아 극적으로 회복했습니다.
젊은 시절 엔지니어로 활기찬 삶을 살다 충청북도 충주로 귀
농한 그는 지난해 7월부터 말하지 못할 정도로 숨이 가빠와
국내 굴지의 종합병원 호흡기내과를 찾아가 검사를 받았습니
다. 병원 치료를 받았지만, 차도는 없었습니다. 대안이 없었
기에 줄기세포 치료에 마지막 희망을 걸었습니다. 20일 간격
으로 2억 셀씩, 총 다섯 차례에 걸쳐 정맥 내로 투여했습니다.
두 번째 투여 후부터 긍정적인 변화가 나타나기 시작했습니

다. 세 번째 투여를 완료한 후 삼성의료원에서 검사받았더니 놀랄 만한 결과가 나왔습니다. 주치의가 폐 CT를 확인한 뒤 의아해할 정도였습니다. "믿기 어렵네요. 밖에서 뭐 드신 것 없어요?" 몸무게는 병으로 줄어 50kg까지 갔지만 다시 64kg으로 회복되었습니다.

폐섬유증은 폐가 섬유화되면서 점차 딱딱해지고 기능이 떨어져 결국 호흡곤란으로 사망에 이르는 무서운 병입니다. 그중에서도 특발성 폐섬유증은 염증 없이 원인불명으로 폐 실질의 섬유화가 만성적으로 진행되어 진단 후 3~5년의 평균 수명을 보이는 예후가 매우 나쁜 질병입니다. 섬유화가 진행되면 폐벽이 두꺼워져 혈액에 공급되는 산소량이 줄어듭니다. 그 결과 환자는 숨이 가빠서 고통스럽지요.

폐섬유증에 대한 근원적인 치료법은 존재하지 않습니다. 기존의 치료법으로는 섬유화된 폐가 손상되기 이전의 상태로 돌아가지 않거든요. 치료를 통해 진행을 늦출 뿐입니다. 한국에는 폐섬유증 환자가 1만 명가량 있는 것으로 알려져 있습니다.

죽음을 딛고 손주들과
다시 탁구를 치다

T에게는 6~12개월의 시한부 선고가 내려졌습니다. 어느 날부터 집안일을 할 수 없었고, 숨을 제대로 쉴 수 없어 샤워 하는 것조차 힘들었습니다. 병원에 갔더니 그녀는 폐섬유증, 만성폐쇄성폐질환, 당뇨병, 경추 근긴장이상이라는 4가지 주요 질병을 진단받았습니다.

만성폐쇄성폐질환은 대표적인 폐질환으로 폐기종, 만성기 관지염을 통칭합니다. 폐암보다 더한 고통을 유발하는 이 질환에 걸리면 만성적으로 호흡 기능이 저하됩니다. 담배나 대기오염, 그 외의 물질들에 의한 호흡기도의 장애로 일명 '숨찬병'으로 알려졌습니다. 이 질환은 흡연이 원인의 80~90% 이상을 차지합니다. 흡연 이외의 다른 위험인자는 작업장 분진, 공해, 요리가스, 연료 등입니다. 담배 등 유해한 입자나 가스를 계속 흡입하면, 폐 속은 염증이 일어난 상태가 지속되고 이러한 염증으로 인해 가래가 증가하고 기관지가 가늘어지거나 폐포의 벽이 망가지고 탄력이 없어져 공기의 흡입과 배기가 어려워집니다. 이 시기에 치료하지 않고 방치하면 폐포의 파괴는 더욱 진행되어 호흡곤란이나 전신장애가 발생합니다. 개개인의 유전적 인자도 관련 있습니다.

폐조직은 한 번 손상되면 회복 불가능합니다. 이상 징후를 느꼈다면 이미 폐 기능의 50% 이상을 잃은 상태입니다. 기침 등 가벼운 증상으로 시작하여 천천히 진행하기 때문에 호흡곤란 등의 이상 징후가 느껴진 후에는 이미 회복이 어려운 상태인 경우가 많은 생활습관병입니다. 초기에는 증상이 전혀 없을 수도 있으며, 질환이 진행되면서 만성 기침, 가래, 호흡곤란을 느낄 수 있습니다. 호흡곤란은 수년에 걸쳐 서서히 발생하며, 활동이나 운동 시 호흡곤란 증상이 더욱 심해져서 일상생활을 하는 데 지장을 초래합니다. T 역시 24시간 내내 산소 공급을 받아야 했고, 온종일 침대에 누워 있었습니다.

T는 줄기세포 치료를 체험했습니다. 첫 번째 치료를 받은 후에 몸에 힘이 생기는 것이 느껴졌고 산소호흡기 없이 여러 가지 일을 할 수 있었습니다. 두 번째 치료를 받은 다음에는 상태가 많이 좋아져서 일상의 거의 모든 일을 할 수 있었습니다. 손주들과 수영하고, 탁구 치고, 산책하고 보통 사람들이 당연하게 여기는 일을 할 수 있게 되었습니다. 이제는 산소호흡기가 없어도 될 정도입니다. 그녀의 달라진 모습을 보고 담당의 역시 매우 놀랐습니다. 그녀에게 정말 건강해졌다고 말하며 폐 재활을 권했습니다. 현재 당뇨병은 정상 범위 내에 있으며 다른 질병들도 100% 완치될 것이라고 믿고 있습니다.

2008년부터 줄기세포를 사람 임상에 적용하면서 안전성과 효과 확인뿐만 아니라 정맥 내로 투여한 줄기세포가 어떻게 분포하는지도 연구했습니다. 줄기세포를 정맥 내로 투여하면 가장 먼저 폐로 갑니다. 폐에 가서 수 시간에서 수일 머물다가 전신으로 퍼져나갑니다. 그러니까 줄기세포를 투여하면 도달하는 제1차 정거장이 폐인 것이지요. 폐 손상 부위로 줄기세포가 제일 먼저 찾아간다는 것입니다.

전 세계 인류를 놀라게 한 코로나19도 폐를 손상시킵니다. 폐에 염증이 생겼다 없어지기를 반복하며 폐 조직을 딱딱하게 만드는 것이 폐섬유증이고, 가습기 살균제로 인한 부작용도 폐가 망가져서 치명적이었습니다. 폐가 망가지면 현대 의학으로 할 수 있는 것은 폐 이식뿐인데 수술이 너무 어렵고 성공률도 낮습니다.

망가진 폐를 정상화하는 가장 좋은 방법은 줄기세포입니다. 그것도 자신의 줄기세포입니다. 체계적인 연구를 통해 술을 마시거나 담배를 피워서 망가진 폐도 다시 정상화할 수 있습니다. 줄기세포를 통해 노화한 폐도 젊게 되돌릴 수 있는 것입니다.

영원한 현역을 위한
예방주사
_갱년기증후군

호르몬에는 성장호르몬, 성호르몬, 여성호르몬, 갑상선호르몬, 인슐린 등이 있습니다. 호르몬에 이상이 생기면 노화가 빨리 옵니다. 그런데 줄기세포가 정맥으로 들어가서 사이토카인을 분비하면 항염증 작용 및 세포 재생을 통해서 호르몬을 분비하는 기관 내의 기능이 올라갑니다. 기능이 개선되면 호르몬 작용이 정상화되겠지요. 특히 호르몬 불균형으로 인한 갱년기를 지나는 분들이 줄기세포를 맞으면 다시 균형을 이루어서 젊어지는 경험을 하게 됩니다.

H는 30대 후반에 처음으로 줄기세포를 체험했습니다. 그녀가 어딘가 특정하게 아파서 줄기세포 시술을 결심한 것은

아니지만, 미국계 기업의 한국법인 대표로서 본사와의 시차로 인한 밤낮 없는 근무로 피로가 상당히 누적된 상태였습니다. 저녁 시간에 외부 활동은커녕 집에 와서는 피곤하다는 말을 입버릇처럼 했습니다.

첫 체험에 정맥에 2억 셀을 맞았는데, 약 한 달쯤 지나서 주사를 맞았다는 사실이 잊힐 때쯤 변화가 나타나기 시작했습니다. 어느 순간부터 입에 달고 살던 피곤하다는 얘기를 전혀 하지 않았습니다. 신기한 변화는 그걸로 끝이 아니었습니다. 두 아이의 엄마로서, 다소 이상한 표현이지만 잊고 있던 성욕이 불타올라서 마치 신혼 시절로 돌아간 것처럼 밤 생활을 활기차게 하게 되었습니다. 두 번째 투여를 받으러 갈 때는 남편이 "우리 셋째 생기는 거 아니야?"라며 농담 반 진담 반의 얘기를 건넸다고 합니다. 성욕이 건강의 척도라는 말이 있듯이 그녀는 몸의 변화를 민감하게 느꼈고, 전반적인 신체 기능이 약 3~4년 전으로 돌아간 듯한 느낌을 받았다고 합니다.

두 번째 체험을 할 때는 정맥과 얼굴에 각 1억 셀씩 맞았습니다. 얼굴에 주름이 많은 편은 아니지만 건조한 피부가 늘 신경 쓰였기 때문입니다. 얼굴이 아주 살짝 부어오르더니 피부 톤이 한층 밝아진 톤업 효과가 약 1~2개월 정도 지속되었습니다. 아무것도 하지 않았지만, 피부 속에 물이 차오른 것처럼 촉촉해져서 자연스럽게 물광 피부가 되었다고 합니다. 첫 체험만으로도 확실한 효과를 느끼고 나서 건강에 대한 자신감이 생겼습니다. 이전보다 훨씬 많은 외부 활동을 소화해 냈습니다. 바쁜 회사 업무와 엄청난 외부 활동을 병행하면서도 늘 에너지가 넘쳐서 '에너자이저'라는 별명까지 생겼습니다. 그녀에게 높은 에너지 레벨의 비법 혹은 체력의 비결을 묻는 사람들이 많아졌습니다.

그러다 코로나19가 전 세계를 덮치면서 해외에 가야만 하는 줄기세포 체험이 중단되었습니다. 비타민을 열심히 복용하는 등 나름대로 관리했지만, 전반적으로 체력이 떨어지고 코로나19마저 걸리면서 면역력이 바닥났습니다. 외부 활동은 엄두도 나지 않았고, 몇 달간 보양식을 먹으며 회복에 집중했습니다. 해외여행이 자유로워지자 다섯 번째 줄기세포를 맞으러 다녀온 이후 딱 2주가 지나고 효과를 느꼈다고 합니다. 아침에 운동하고 업무를 모두 처리해도 저녁에 운동할 체력이 남아 있었습니다. 운동하지 않은 날은 다른 약속을 잡아야 할 정도로 슈퍼우먼이 된 듯했습니다.

나이가 들면 모두의 관심사는 오직 한 가지, 건강으로 귀결됩니다. 그녀는 현업을 활기차게 지속하기 위해 많지 않은 나이에 줄기세포를 맞았는데요. 줄기세포가 그녀를 영원한 현역으로 남도록 도움을 주고 있습니다.

20대 피부로
역전하라!
_피부 리버스에이징

지방줄기세포를 얼굴에 넣으면 피부 나이가 어려집니다. 쉽게 얘기해서 피부를 바꾸는 게 아니고 줄기세포가 피부에 들어가서 새로운 세포를 만들어 피부 나이가 어려지는 원리입니다. 줄기세포가 콜라겐을 형성하고 피부에 혈액을 공급하여 피부색을 맑게 해주며 손상되거나 노화한 피부를 건강한 세포로 재생시켜줍니다.

50대 M은 완도에서 태어나 바닷바람을 맞으며 자외선에 자주 노출되는 환경에서 자랐습니다. 그 탓에 얼굴에는 멜라닌 색소침착으로 인해 주근깨, 잡티가 많았습니다. 1970년대에 흔하게 생긴 수두, 홍역 탓에 그녀의 얼굴에도 수두와 물집이 생겼는데요. 보다 못한 할머니가 바닷물에 얼굴을 씻기고 물집을 터트려 상처는 나았지만 깊은 흉터가 남았습니다. 출산하면서 기미가 더욱 짙어지고 그야말로 피부 자신감이 떨어져 인간관계를 맺을 때 위축되기도 했습니다. 피부관리실과 화장품 등에 돈과 시간을 투자했지만, 악건성 피부에 탄력도 없고 수두 흉터에 온갖 잡티가 생긴 피부는 그녀의 콤플렉스가 되었습니다.

40대 중반쯤 지인으로부터 줄기세포를 소개받고 1억 셀을 얼굴 피부에 투여하게 되었습니다. 2주 후부터 피부 톤이 맑아지고 촉촉한 보습 효과가 느껴지더니 색소침착이 옅어졌습니다. 첫 번째 체험을 하고 기대감이 생겨 두 번째 체험을 한 후에는 특히 기미와 수두 흉터가 눈에 띄게 옅어지는 것을 확인했습니다. 욕심이 생겨 피부과에서 시술과 관리를 열심히 받자 3개월 후부터 지인들이 놀랍도록 신기해하면서 부러워했습니다. "정말 예뻐졌다.", "뭐하고 이렇게 젊어졌어?", "피부가 어쩜 이래." 등 부러움과 호기심의 인사를 받았습니다. 여자로서 다시 태어난 기분이 들고 자신감이 생겼다고 합니다.

68세인 J는 곱게 늙어가고 싶다는 소망이 있었습니다. 그러나 타고난 피부가 얇아서 잔주름과 잡티가 많고, 탄력도 떨어졌습니다. 피부관리를 받고, 고가의 화장품을 사용하고, 보톡스 시술을 받는 등 의술의 힘을 빌렸지만, 일시적인 효과만 있을 뿐 만족스럽지는 않았습니다. 그러던 중 지인을 통해 줄기세포 시술을 알게 되었고 2011년에 중국 옌지에서 1억 셀을 맞았습니다. 거울로 늘 자신의 얼굴을 들여다봐서 그런지 효과를 별로 느끼지 못하던 중이었습니다. 그런데 오랜만에 만나는 지인마다 "얼굴이 달라진 것 같아.", "뭘 했는데 피부가 맑아 보이고 탄력이 생겼지?"라고 물었습니다. 그 이후로 1년에 1~2회 정도 시술해서 지금까지 얼굴 피부에 총 14억 셀을 맞았습니다.

지금은 거울에 비친 자신의 얼굴이 만족스럽다고 합니다. 운동을 좋아해서 등산과 골프를 자주 다니는데도 나이보다 10년은 젊어 보인다며 비결을 알려달라는 사람들도 많습니다. 줄기세포로 근본적인 재생관리를 하고 있고, 줄기세포 화장품을 사용하며, 따뜻한 물을 수시로 마시고 있습니다. 그랬더니 올해 피부 종합검사에서 피부 나이가 5년은 젊게 나왔고 피부 상태가 매우 우수하다는 소견이 있었습니다. 100세 시대에 줄기세포로 관리를 잘해서 곱디고운 노후를 맞이할 수 있을 것 같다고 말합니다.

피부세포는 태어나서 대략 한 달이 지나면 죽지만 재생도 쉽습니다. 그래서 자신의 줄기세포를 배양해서 손상되거나 노화한 피부조직에 주사하면 새로운 피부세포가 재생하도록 도와주거나 직접 피부세포로 분화해서 피부가 젊어지게 합니다.

최근에는 줄기세포를 얼굴에 통증 없이 주사하는 방법도 개발되어서 누구든 쉽게 20대의 피부로 돌아가기가 쉬워졌습니다. 바이오스타 연구진이 젊은 줄기세포가 뽑어내는 성장인자를 함유한 줄기세포 배양액을 줄기세포와 함께 주사함으로써 그 효과를 더욱 강화하는 연구를 하고 있습니다.

피부가 점점 굳어지다
-피부경화증

2004년 겨울, R은 전신성 경화증이라는 희귀 난치성 질환을 진단받고 병원을 빠져나와 횡단보도 한복판에 주저앉은 채 엉엉 울었습니다.

처음에는 경미하게 양손에 레이노 증후군(추위 등으로 야기되는 혈액순환장애) 증상만 있었는데 꾸준한 병원 치료에도 불구하고 몸은 조금씩 나빠졌습니다. 양손의 상태는 점점 악화되어 레이노 증상에서 수지궤양으로 진행되었고, 손가락 한 개의 궤양을 시작으로 가속이 붙어 매일 아침 눈을 뜨는 게 두려웠다고 합니다. 그러던 중 우연한 기회에 같은 병을 앓는 지인에게 줄기세포 치료법을 듣게 되었습니다.

한 차례 정맥 투여를 받은 후 양손 수지궤양은 조금 진정되는 기미를 보였고, 두려웠던 마음을 쓸어내리며 그렇게 또 몇 년이 흘렀습니다. 그러는 동안 어느 날부터 앞정강이에도 염증이 시작되었습니다. 특히 오른쪽 정강이는 손가락으로 눌러도 고름이 나올 정도로 점점 심해졌습니다. 의대생인 동생이 이렇게 계속 진행되다가 뼈까지 문제가 생길 수 있다고 했습니다. 동생은 줄기세포 재생의학에 매우 긍정적인 반응을 보이며 적극적으로 권했고, 결국 그녀는 양쪽 정강이에 주사를 맞았습니다.

1차 주사 후 정강이의 염증은 눈에 띌 정도로 호전되었고, 1개월 뒤 2차 주사 후 양쪽 궤양이 차츰 아물어 깨끗이 나았습니다. 두 번의 주사로 거짓말처럼 나은 양쪽 다리를 보며 가족들이 모두 신기해했습니다. 그렇게 줄기세포를 맞은 후 양쪽 앞정강이의 궤양은 흔적만 남았고, 또다시 한고비를 잘 넘겨 급한 불은 껐다는 안도감으로 그녀의 투병은 계속되었습니다.

지금은 정기적으로 병원에 다니며 수지궤양 치료를 받고 있습니다. 염증으로 인한 통증 때문에 마약성 진통제를 처방받아 복용했지만 온몸의 피부는 점점 딱딱하고 검게 굳어가 찢어질 듯 아팠습니다. 할 수 있는 모든 것을 하며 버텼지만, 상태는 계속 악화되었습니다. 연고와 오일 등을 바르고 유명하다는 병원에서 치료받았지만 소용없었습니다. 줄기세포 치료는 경제적 상황 때문에 못 받고 있었고, 극심한 통증은 견딜 수 없는 한계에 달했습니다.

결국 2017년부터 다시 주기적으로 줄기세포를 투여했습니다. 수지궤양, 족부궤양은 재발하지 않았습니다. 피부 경화가 조금씩 풀려 피부가 심하게 당기고 찢어질 듯한 고통은 사라졌습니다. 특히 추위에 민감한 병이라 겨울에는 동면하듯이 집에만 틀어박혀 외출이 힘들었는데 이젠 가능해졌습니다.

죽을 만큼 극심했던 통증에서 서서히 벗어나니, 어쩔 수 없이 사는 것이 아니라 잘살아보고 싶어졌다고 합니다. 어떻게 해야만 덜 고통스럽게 죽을 수 있을까를 수없이 고민하던 그녀는 지금 얼어붙은 몸을 녹여줄 따스한 봄 햇살을 그리고 있습니다. 다가올 봄을 맞이할 기대에 부풀어 매일매일 주어진 생에 감사하며 살아갑니다.

아프지 않는 몸
- 몸과 마음의 깨끗함이 시작입니다

"항상 기뻐하라. 쉬지 말고 기도하라. 범사에 감사하라. 이
것이 그리스도 예수 안에서 너희를 향하신 하나님의 뜻이니
라."(살전5:16~18)

줄기세포를 연구하면서 늙지 않고 아프지 않는 세상을 소
망하게 되었습니다. 몸이 늙고 아픈 것을 당연하게 받아들이
지 않고 창조주께서 인간을 창조하신 뜻을 탐구했습니다. 줄
기세포 연구를 통해 실마리를 찾을 수 있었고 널리 알리기 위
해 노력하고 있습니다.

한마디로 요약하면 깨끗하게 사는 것입니다. 몸도 깨끗하
게, 마음도 깨끗하게 하면 늙지 않고 아프지 않고 살 수 있습

니다. 몸과 마음이 깨끗해지면 우리 몸속 줄기세포가 젊어지고 왕성하게 활동하여 건강한 삶을 누릴 수 있습니다.

그런데 인간의 자력으로는 온전히 깨끗하게 할 수 없습니다. 결국 나를 만드신 창조주 하나님의 은혜에 의지하면, 예수 그리스도의 십자가 보혈로 완전히 깨끗해지게 됩니다.

이제 항상 기뻐합니다. 모든 일이 감사합니다. 그리고 기도합니다.

"주여! 불쌍히 여기소서!"

| 참고문헌 |

난임과 조기 난소부전 관련 연구

- Nelson, Telfer and Anderson. *The ageing ovary and uterus: New biological insights.* Hum Reprod Update. 2013, 19, 67-83.

- Kawamura, Kawamura and Hsueh. *Activation of dormant follicles: a new treatment for premature ovarian failure?* Curr Opin Obstet Gynecol. 2016, 28(3), 217-22.

- Kawamara et al., *Ovarian Ageing: Pathophysiology and Recent Development of Maintaining Ovarian Reserve.* Front Endocrinol 2020, 11, 591764.

- Li et al., *Current understanding of ovarian aging.* Sci China Life Sci. 2012, 55, 659-669.

- Hale and Burger. *Hormonal changes and biomarkers in late reproductive age, menopausal transition and menopause.* Best Pract Res Clin Obstet Gynaecol. 2009, 23, 7-23.

폐경 및 심혈관 질환 관련 연구

- Ryczkowska et al., *Menopause and women's cardiovascular health: is it really an obvious relationship?* Arch Med Sci. 2022, 19(2), 458-466.

줄기세포 관련 연구

- Kemp et al., *Inflammatory cytokine induced regulation of super-oxide dismutase 3 expression by human mesenchymal stem cells.* Stem Cell Rev Rep. 2010, 6(4), 548-559.

- Kim et al., *Evidence supporting antioxidant action of adi-pose-derived stem cells: protection of human dermal fibroblasts from oxidative stress.* J Dermatol Sci. 2008, 49(2), 133-142.

- Park et al., *Can a large number of transplanted mesenchymal stem cells have an optimal therapeutic effect on improving ovarian function?* Int J Mol Sci. 2022, 23(24).

- Seok et al., *Placenta-derived mesenchymal stem cells restore the ovary function in an ovariectomized rat model via an antioxidant effect.* Antioxidants. 2020, 9(7).

- Stavely R, Nurgali K. *The emerging antioxidant paradigm of mesenchymal stem cell therapy.* Stem Cells Transl Med. 2020.

암 관련 연구

- Adapted from Lukomska et al., 2019/ Adapted from Rebec-ca S Y Wong, 2011.

주요 실험 연구

- Ra K, Oh HJ, Kim EY, Kang SK, Ra JC, Kim EH, Lee BC. *Anti-Oxidative Effects of Human Adipose Stem Cell Conditioned Medium with Different Basal Medium during Mouse Embryo In Vitro Culture.* Animals (Basel). 2020 Aug 13.

- Ra K, Oh HJ, Kim GA, Kang SK, Ra JC, Lee BC. *High Frequency of Intravenous Injection of Human Adipose Stem Cell Conditioned Medium Improved Embryo Development of Mice in Advanced Maternal Age through Antioxidant Effects.* Animals (Basel). 2020 Jun 4.

- Ra K, Oh HJ, Kim EY, Kang SK, Ra JC, Kim EH, Park SC, Lee BC. *Comparison of Anti-Oxidative Effect of Human Adipose- and Amniotic Membrane-Derived Mesenchymal Stem Cell Conditioned Medium on Mouse Preimplantation Embryo Development.* Antioxidants (Basel). 2021 Feb 9.

최근 국내 연구

- Lee et al., *Infertility Prevalence and Associated Factors among Women in Seoul, South Korea: A Cross-Sectional Study.* Clin Exp Obstet Gynecol. 2023, 50(3), 54.

통계 자료

- 건강보험심사평가원. 보건의료빅데이터개방시스템 국민관
  심질병통계 원주: 건강보험심사평가원 (2023a).

- 건강보험심사평가원. 보건의료빅데이터개방시스템 국민관
  심질병&행위통계. 원주: 건강보험심사평가원 (2023b).

라정찬

줄기세포 치료제 개발의 세계적 권위자. 서울대학교에서 수의
학을 전공하면서 인간의 수명을 늘리는 생명공학 연구에 깊은
관심을 두게 되었다. 전 세계적으로 배아줄기세포에 대한 윤리
적 논란이 그치지 않을 무렵 앞으로의 연구 방향은 성체줄기세
포라고 결론지었다.

2000년에 회사를 설립한 이후 성체줄기세포 기술을 연구하고
개발하여 이른바 '엔젤줄기세포'를 실용화하는 데 성공했다.
2008년 자신의 몸에 직접 줄기세포를 투여하여 안전성을 확인
했다. 청력을 잃었던 소녀의 난청을 완치하고, 손가락이 굳어버
린 화가의 손에 다시 붓을 들려주었으며, 수천 명의 퇴행성관
절염, 자가면역질환, 폐·피부·안과 질환 등을 치료하여 난치병
치료에 새로운 지평을 열었다. 2011년 노벨생리의학상 후보에
올랐다.

최근 저자의 줄기세포 기술이 만성 통증, 뇌질환, 난임, 암의 근본적인 해법으로 떠올랐다. 2024년 10월, 퇴행성관절염 치료제 '조인트스템'은 미국 FDA의 RMAT 지정을 받아 재생의학 첨단 치료제로서 국제적으로 기술력이 검증되었으며, 현재 FDA 허가를 눈앞에 두고 있다.

첨단재생의료 분야에서 가장 영향력 있는 선구자이자 바이오 산업의 미래를 개척하는 혁신가인 저자는《아무도 아프지 않는 세상》에서 120세 시대를 젊고 건강하게 살아가기 위한 획기적인 통증 혁명을 제언한다. 다른 책으로《아무도 늙지 않는 세상》이 있다.

아무도 아프지 않는 세상

2025년 2월 19일 초판 1쇄 발행

지은이 라정찬
펴낸이 이원주

책임편집 김유경, 강동욱 **디자인** 정은예
기획개발실 강소라, 박인애, 류지혜, 이채은, 조아라, 최연서, 고정용
마케팅실 양근모, 권금숙, 양봉호, 이도경 **온라인홍보팀** 신하은, 현나래, 최혜빈
디자인실 진미나, 윤민지 **디지털콘텐츠팀** 최은정 **해외기획팀** 우정민, 배혜림, 정혜인
경영지원실 강신우, 김현우, 이윤재 **제작팀** 이진영
펴낸곳 (주)쌤앤파커스 **출판신고** 2006년 9월 25일 제406-2006-000210호
주소 서울시 마포구 월드컵북로 396 누리꿈스퀘어 비즈니스타워 18층
전화 02-6712-9800 **팩스** 02-6712-9810 **이메일** info@smpk.kr

ⓒ 라정찬(저작권자와 맺은 특약에 따라 검인을 생략합니다)
ISBN 979-11-94246-79-4 (03510)

쌤앤파커스(Sam&Parkers)는 독자 여러분의 책에 관한 아이디어와 원고 투고를 설레는 마음으로 기다리고 있
습니다. 책으로 엮기를 원하는 아이디어가 있으신 분은 이메일 book@smpk.kr로 간단한 개요와 취지, 연락처
등을 보내주세요. 머뭇거리지 말고 문을 두드리세요. 길이 열립니다.